Hefte zur Zeitschrift „Der Unfallchirurg"

Herausgegeben von:
L. Schweiberer und H. Tscherne

247

J. Raunest

Laseranwendung in der Gelenkchirurgie

Experimentelle Untersuchungen zur Anwendung
ablativer und thermischer Laser

Mit 45 Abbildungen und 7 Tabellen

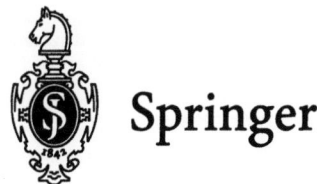

Reihenherausgeber

Professor Dr. Leonhard Schweiberer
Direktor der Chirurgischen Klinik und Poliklinik
Klinikum Innenstadt, Universität München
Nußbaumstraße 20, D-80336 München

Professor Dr. Harald Tscherne
Medizinische Hochschule, Unfallchirurgische Klinik
Konstanty-Gutschow-Straße 8, D-30625 Hannover

Autor

Priv.-Doz. Dr. med. Jürgen Raunest
Zentrum für Operative Medizin I
der Heinrich-Heine-Universität Düsseldorf
Abteilung für Allgemein- und Unfallchirurgie
Moorenstraße 5, D-40225 Düsseldorf

ISBN-13:978-3-540-59044-6   e-ISBN-13:978-3-642-85197-1
DOI: 10.1007/978-3-642-85197-1

Die Deutsche Bibliothek – CIP-Einheitsaufnahme
[Der Unfallchirurg/Hefte] Hefte zur Zeitschrift „Der Unfallchirurg". – Berlin; Heidelberg; New York: Springer.
Früher Schriftenreihe – Bis 226 (1992) u.d.T.: Hefte zur Unfallheilkunde – Fortlaufende Beil. zu: Der Unfallchirurg
NE: HST
247. Raunest, Jürgen: Laseranwendung in der Gelenkchirurgie: Experimentelle Untersuchungen zur Anwendung ablativer und thermischer Laser; mit 7 Tabellen / Jürgen Raunest. Berlin; Heidelberg; New York: Springer, 1995
  (Hefte zur Zeitschrift „Der Unfallchirurg"; 247)
  ISBN-13:978-3-540-59044-6

Dieses Werk ist urheberrechtlich geschützt. Die dadurch begründeten Rechte, insbesondere die der Übersetzung, des Nachdrucks, des Vortrags, der Entnahme von Abbildungen und Tabellen, der Funksendung, der Mikroverfilmung oder der Vervielfältigung auf anderen Wegen und der Speicherung in Datenverarbeitungsanlagen, bleiben, auch bei nur auszugsweiser Verwertung, vorbehalten. Eine Vervielfältigung dieses Werkes oder von Teilen dieses Werkes ist auch im Einzelfall nur in den Grenzen der gesetzlichen Bestimmungen des Urheberrechtsgesetzes der Bundesrepublik Deutschland vom 9. September 1965 in der jeweils geltenden Fassung zulässig. Sie ist grundsätzlich vergütungspflichtig. Zuwiderhandlungen unterliegen den Strafbestimmungen des Urheberrechtsgesetzes.

© Springer-Verlag Berlin Heidelberg 1995

Die Wiedergabe von Gebrauchsnamen, Handelsnamen, Warenbezeichnungen usw. in diesem Werk berechtigt auch ohne besondere Kennzeichnung nicht zu der Annahme, daß solche Namen im Sinne der Warenzeichen- und Markenschutz-Gesetzgebung als frei zu betrachten wären und daher von jedermann benutzt werden dürften.

Produkthaftung: Für Angaben über Dosierungsanweisungen und Applikationsformen kann vom Verlag keine Gewähr übernommen werden. Derartige Angaben müssen vom jeweiligen Anwender im Einzelfall anhand anderer Literaturstellen auf ihre Richtigkeit überprüft werden.

Datenkonvertierung: K+V Fotosatz GmbH, Beerfelden
SPIN: 10492429   24/3130-5 4 3 2 1 0 – Gedruckt auf säurefreiem Papier

Geleitwort

Bereits zu Beginn der 70er Jahre wurde mit Enthusiasmus die damals noch junge Lasertechnologie für den Einsatz in verschiedenen Feldern der klinischen Medizin begrüßt. Seit den 80er Jahren wird der „Laser" bei der Behandlung degenerativer und verletzungsbedingter Gelenkerkrankungen angewendet. Ein Rückblick auf die Entwicklung der arthroskopischen Laserchirurgie zeigt, daß Einsatz- und Resultaterfahrung eher auf Empirie basieren als auf experimentell erarbeiteten Grundlagenkenntnissen und prospektiv kontrollierter Studienvalidierung. – Diese Monographie bemüht sich, die Grundlagenkenntnisse aufgrund systematisch erarbeiteter experimenteller Daten zu ergänzen. Darüber hinaus werden aufgrund prospektiv und kontrolliert erhobener klinischer Studiendaten Empfehlungen für die klinische Anwendung angeboten.

Überblickt man die einschlägige Literatur zum Lasereinsatz in der Gelenkchirurgie, so erkennt man den Mangel an nicht anfechtbaren wissenschaftlich fundierten Arbeiten. Klinische Studien stellen fast ausnahmslos Erfahrungsberichte aus retrospektiven Analysen dar, die offensichtlich den Lasereinsatz zu positiv beurteilen. Bedenkt man allein die Vielgestaltigkeit von Gelenkverletzungen und den individuell sehr unterschiedlichen Spontanverlauf degenerativer Gelenkerkrankungen, so wird bereits dadurch die Erwartung genährt, daß extrem große Fallzahlen allein Aussagen zu einer standardisierten Therapie gestatten könnten. Daten für die Wahl der Laserqualität und für die Beurteilung der praktischen Laseranwendung können jedoch nur durch konsequente experimentelle In-vitro- und In-vivo-Studien erarbeitet werden. Dies betrifft ganz besonders den sensiblen Bereich der Knorpelchirurgie.

Ich wünsche der vorliegenden Monographie im interessierten Kollegenkreis (Orthopäden, Unfallchirurgen, Biomechaniker, theoretische Grundlagenforscher) eine wohlverdiente Aufmerksamkeit. Sie diene zur Informationsvertiefung mit kritischer Nutzung bei der Übertragung der vorgestellten Resultate auf die klinische Anwendung sowie zugleich als Anstoß für die weiterführende wissenschaftliche Beschäftigung mit dem Laser und seiner noch zu verbessernden Anwendung in der klinischen operativen Medizin.

Düsseldorf, im April 1995   *H.-D. Röher*

Inhaltsverzeichnis

1	Einleitung	1
2	Fragestellungen	10
3	Physikalische Eigenschaften der eingesetzten Laser und Lichtleiter	11
3.1	Physikalische Grundlagen	11
3.2	Technische Prinzipien	11
3.3	Nd:YAG-Laser	13
3.4	XeCl Excimer-Laser	14
3.5	Experimentell eingesetzte Laser- und Fasersysteme	15
3.6	Versuchskonstanten und -variablen der Laserausgangscharakteristik	15
4	In-vitro-Analysen	16
4.1	Material und Methodik	16
4.1.1	Material	16
4.1.2	Methodik	18
4.1.2.1	Morphologische Analysen	18
4.1.2.2	Morphometrische Untersuchungen	19
4.1.2.3	Untersuchung optischer Gewebeeigenschaften ...	20
4.1.2.4	Biomechanische Untersuchungen	22
4.2	Ergebnisse	23
4.2.1	Morphologische Untersuchungen	23
4.2.1.1	Makroskopische Veränderungen	23
4.2.1.2	Lichtmikroskopische Untersuchungen	24
4.2.1.3	Rasterelektronenmikroskopische Untersuchungen	25
4.2.2	Morphometrische Analysen	31
4.2.2.1	XeCl Excimer-Laser	31
4.2.2.2	Nd:YAG-Laser	34
4.2.3	Untersuchungen optischer Gewebeeigenschaften	38
4.2.3.1	Optische Dichte normaler Gelenkstrukturen	38
4.2.3.2	Gewebespezifische optische Dichten	39
4.2.3.3	Berechnung der relativen optischen Dichte	41
4.2.3.4	Modifikation der optischen Struktureigenschaften durch Laserbestrahlung	45
4.2.4	Biomechanische Untersuchungen	45

5	**In-vivo-Untersuchungen**	48
5.1	Material und Methodik	48
5.1.1	Material	48
5.1.2	Methodik	49
5.2	Ergebnisse	54
5.2.1	Operativer Verlauf	54
5.2.2	Postoperativer Verlauf	57
5.2.3	Makroskopischer Sektionsbefund und radiologische Ergebnisse	58
5.2.4	Reaktive Synovitis	60
5.2.5	Mikrobiologische Untersuchungsbefunde	66
5.2.6	Histomorphologische Untersuchungsbefunde	66
5.2.7	Morphologie der Faserstruktur und polarisationsoptische Analysen	76
5.2.8	Semiquantitative Erfassung des Proteoglykangehalts am hyalinen Knorpel	77
5.2.9	$^{35}SO_4$-Inkorporation am hyalinen Knorpel (Autoradiographie)	78
6	**Diskussion**	80
7	**Kritik der Methodik**	91
8	**Klinische Implikationen**	94
9	**Zusammenfassung**	96
Literaturverzeichnis		98

1 Einleitung

Die Einführung der arthroskopischen Operationstechnik hat im Vergleich mit der offenen Arthrotomie zu einer signifikanten Reduktion der operativen Morbidität geführt, die sich in kontrollierten klinischen Studien anhand einer reduzierten Komplikationsrate, einer verkürzten Dauer der Rehabilitationsphase, einer Schmerzminderung sowie einer früheren Wiedererlangung der Gelenkfunktion belegen läßt [59, 91, 115, 150, 200]. Die Vorzüge dieser minimal invasiven Chirurgie beruhen auf einer verminderten Traumatisierung von Kapsel- und Bandstrukturen durch Minimierung der Zugangswege; Art und Ausmaß des intraartikulären Eingriffs entsprechen dagegen weitgehend den im Rahmen konventioneller Arthrotomien geübten Techniken, so daß durch die Inauguration der arthroskopischen Chirurgie keine wesentliche qualitative Änderung des grundsätzlichen operativen Vorgehens bedingt wurde. Dementsprechend ergeben sich in verschiedenen vergleichenden Studien keine signifikanten Unterschiede hinsichtlich des definitiven klinischen Spätergebnisses [16, 92, 121, 149, 151, 168].

Operative Eingriffe zur Behandlung traumatischer und degenerativer Knorpelschäden, der Meniskusruptur bzw. -degeneration sowie der Synovitis sind damit nach wie vor durch eine Anzahl verschiedener therapeutischer Probleme belastet, die über eine Auslösung irreversibler pathophysiologischer Mechanismen für den ungünstigen postoperativen Spätverlauf verantwortlich sind. Experimentelle Untersuchungen von Schmid et al. nach mechanischen Knorpelglättungen bei Chondromalazien II. und III.° konnten hierzu belegen, daß durch die operative Maßnahme im Vergleich zur konservativ behandelten Kontrollgruppe der Degeneration in wesentlichem Maße Vorschub geleistet wird [209]. In Übereinstimmung mit diesen klinischen Beobachtungen folgerten Mankin und Fuller aus histologischen und metabolischen Studien, daß hyaliner Knorpel ausschließlich im unreifen Zustand mitotisch aktiv sei und daß nach Vollendung seiner strukturellen Entwicklung die Fähigkeit der Chondrozyten zur DNA-Synthese aufgehoben wird [67, 156]. Im Gegensatz dazu berichteten Convery et al., daß osteochondrale Defekte bereits innerhalb von 3 Monaten eine ausgeprägte Reparationstendenz zeigen, wobei Defekte mit einem Durchmesser von < 3 mm zur kompletten Restitution kommen, während ausgedehntere Läsionen inkomplett ausheilen [40].

Die diesem Konzept folgende und in der klinischen Praxis angewandte Abrasionschondroplastik, d. h. eine Abtragung des degenerierten Knorpels bis auf das basale Niveau der tide mark, kann jedoch nach übereinstimmenden Ergebnissen klinischer Studien keine ausreichende Restitution der chondralen Gelenkfläche induzieren [43, 65, 122, 208, 211, 225]. Mitchell u. Shephard zeigten hierzu am Tiermodell, daß das nach einer Abrasionschondroplastik primär entstehende faserige Bindegewebe zunächst einer Metaplasie zu hyalinem Knorpelgewebe mit einer hohen mitotischen Aktivität unterliegt. Nach einem postoperativen Intervall von 12 Monaten ist jedoch eine zunehmende Degeneration des Reparationsgewebes festzustellen, das wiederum hinsichtlich seiner Faserstruktur als auch seiner Zellmorphologie dem Faserknorpel entspricht [165, 166]. Biochemische Analysen konnten zeigen, daß zwar eine Synthese von Kollagen Typ II im chondralen Ersatzgewebe stattfindet, jedoch Kollagen Typ I bis über das 1. postoperative Jahr hinaus nachweisbar ist und im Langzeitverlauf eine zunehmende Reduktion der Proteoglykankonzentration auftritt [36, 48, 68]. Biomechanische Untersuchungen wiesen dementsprechend eine signifikante Reduktion der Mukoelastizität unter den Bedingungen statischer Belastung nach [229]. Insofern hat die bisherige Operationstechnik in der Behandlung von Knorpelläsionen wenig an der 1853 von Sir James Paget getroffenen Feststellung geändert: „There are, I believe, no instances in which a lost portion of cartilage has been restored or a wounded portion repaired with new and well-formed permanent cartilage in a human subject" [185].

Die Resektion eines rupturierten oder degenerierten Meniskus stellt nach übereinstimmender Auffassung einen formalen präarthrotischen Faktor dar, der zum Verlust der Knorpelintegrität und zur Störung der Gelenkkinematik führt [42, 104, 133]. Schweregrad, Inzidenz und zeitliche Latenz der Arthrosemanifestation hängen dabei wesentlich vom Ausmaß der femorotibialen Kontaktflächenreduktion durch den operativen Eingriff ab [161, 177, 182]. Hehne et al. konnten diesen Zusammenhang durch Kontaktflächenmessungen nach experimentellen partiellen und subtotalen Meniskektomien belegen [96]. Hieraus leitet sich die Forderung nach einem maximalen Erhalt einer biomechanisch suffizienten Meniskusstruktur durch selektive Resektion der rupturierten bzw. degenerierten Meniskusanteile unter funktionskritischen biomechanischen Gesichtspunkten ab [13, 76, 125, 148, 161, 177, 197], wobei nach Untersuchungen von Kummer eine Meniskusstruktur vorauszusetzen ist, die eine Transformation radiärer Stauchungskräfte in eine zirkuläre Zugspannung zu leisten vermag [135]. Diesem Postulat kann durch die subtile arthroskopische Operationstechnik im Vergleich zur Arthrotomie weitgehend nachgekommen werden. Als gravierend erweist sich hierbei jedoch die Häufigkeit der durch mechanische Instrumente verursachten iatrogenen Knorpelschäden an den benachbarten Gelenkkörpern. In prospektiven Untersuchungen von Klein u. Tiling wird die Inzidenz dieser, unter dem Begriff „arthroskopische Arthropathie" [128] als methodenspezifisch ausgewiesenen Komplikation mit 11,8% beziffert [130]. Nach experimentellen Untersuchungen von Klein et al. zeigen diese oberflächlichen Knorpelsuren keine Reparationstendenz [128], womit dem Vorteil einer selektiven Meniskusresektion das hohe Risiko einer dauerhaften Knorpelschädigung gegenübersteht [47, 94, 137, 195, 222, 223].

Die Synovektomie, als operative Maßnahme zur Behandlung einer Arthrose, Arthritis bzw. eines Gelenkempyems, gilt als anerkanntes klinisches Verfahren [29, 44, 112, 116, 129, 132]. Die subtotale offene Synovektomie ist aufgrund der ausgedehnten Gelenkzugänge naturgemäß mit einer erheblichen Traumatisierung verbunden [88, 147]. Demgegenüber ist die Morbidität bei der arthroskopischen Operationstechnik signifikant verringert, wenngleich ein hohes Nachblutungsrisiko besteht [132]. Zudem ist sowohl das Ausmaß der flächenhaften Resektion als auch die Tiefenausdehnung bei Anwendung endoskopischer Techniken häufig vermindert, so daß der Vorteil einer geringeren Gelenktraumatisierung durch das

Risiko eines langfristig unsicheren klinischen Resultats nivelliert wird [132, 219]. Voraussetzung der Synovektomie als operative Maßnahme zur Behandlung einer Synovitis ist die Regenerationsfähigkeit der Synovialmembran mit Ausbildung einer funktionstüchtigen sog. „Neosynovialis", wie in eingehenden Untersuchungen von Schulitz et al. sowie Rohe u. Cotta belegt werden konnte [206, 212, 213].

Eine operationstechnische Lösung der aufgezeigten Probleme aus verschiedenen Bereichen der Gelenkchirurgie scheint damit durch Optimierung mechanischer Instrumente nicht möglich. Es bedarf vielmehr einer Anwendung andersartiger Instrumente, die nicht den Nachteil des mechanischen Vorgehens beinhalten. In dieser Hinsicht bieten die physikalischen Eigenschaften des Lasers aussichtsreiche Ansatzpunkte zur Verbesserung der Operationstechnik auf der Basis einer qualitativ mit den Mitteln mechanischer Instrumente nicht zu realisierenden Gewebeinteraktion.

Eine frühe medizinische Laseranwendung bestand in einer Photokoagulation der Retina, die eine erfolgreiche Therapie der Ablatio retinae ermöglichte [19]. Die Photokoagulation wurde ebenfalls zur Behandlung von Tumoren, z. B. an der Harnblase, im Gastrointestinaltrakt und im zerebrospinalen Bereich nutzbar gemacht [35, 62, 102, 158, 256]. Eine weitere Anwendung thermischer Laser ist die laserinduzierte Hämostase, die sich bei Eingriffen an parenchymatösen Organen oder im Rahmen einer endoskopischen Blutstillung als vorteilhaft erwiesen hat [26, 126, 207]. Hierbei führen neben einer Koagulation des vaskulären Gewebes eine intravasale Thrombozytenaggregation sowie eine Gefäßkonstriktion durch Schrumpfung kollagener Fasern zur Gefäßokklusion [23, 78]. Bei Anwendung höherer Leistungsdichten ist eine Gewebetrennung bzw. -abtragung möglich [20, 99, 216].

Durch die Entwicklung ablativer Lasersysteme wurden auf dem Wege sog. „Photodekompositionen" Zerlegungen organischer Makromoleküle induziert, die zu einer Ablation des Gewebes bei nur geringen morphologischen Alterationen der verbleibenden Randgebiete führen [226, 227]. Die Photoablation ist den nichtlinearen Wechselwirkungsprozessen zuzuordnen, deren Natur sich von den thermischen Wirkungsprinzipien des Lasers grundlegend unterscheidet. Die für eine Photoablation erforderliche Leistungsdichte übersteigt erheblich die von Dauerstrichlasern bereitgestellten Leistungsdichten und kann nur von gepulsten Lasern i. allg. für Bruchteile von Sekunden aufgebracht werden.

Die nicht-linearen Mechanismen der Photoablation sind bislang in wesentlichen Aspekten noch nicht endgültig geklärt. Eine allgemein anerkannte Modellvorstellung interpretiert die Ablation über den Mechanismus des „bond breaking" [227]. Hierbei führt das Auftreffen eines oder mehrerer energiereichen Photonen (Multiphotonenabsorption) auf ein Molekül zur Abspaltung eines Elektrons mit konsekutivem Aufbrechen der schwächsten Bindung im Molekül. Bei diesem Vorgang ist die räumliche und zeitliche Photonendichte entscheidender Parameter für die Gewebeabtragung, deren Größe damit direkt in Abhängigkeit zur Leistungsdichte des Lasers steht. Da die Wahrscheinlichkeit einer Multiphotonenabsorption nach Unterschreiten einer gewissen Leistungsdichte des Lasers beliebig klein wird, ist eine Ablation an eine kritische Energieschwelle gebunden. Experimentell und bereits klinisch findet dieses Verfahren Anwendung bei der transluminalen Rekanalisation arterieller Gefäße im Rahmen der Laserangioplastie [86, 87, 108, 245].

Eine weitere nicht-lineare Wechselwirkungsform des Lasers bildet die Photodisruption, auf deren Grundlage bereits eine erfolgreiche Lithotrypsie von Nierensteinen durchgeführt wurde [244]. Grundlage der Photodisruption ist die Bildung eines Plasmas, d.h. eines Gases von Ionen und freien Elektronen. Die aufgrund der hohen Feldstärke des Lichts beschleunigten Elektronen führen durch ihre Eigenschaft, weitere Elektronen freizusetzen, zu einer explosionsartigen Ausbreitung des Plasmas. Durch diesen „optischen Durchbruch" entsteht eine akustische Schockwelle, die zur Fragmentation solider Strukturen genutzt werden kann.

Photochemische Mechanismen werden im Rahmen einer „photodynamischen Therapie" (PDT) zur Tumorbehandlung genutzt. Hierbei entfalten im Tumorgewebe deponierte phototoxische Farbstoffe nach Aktivierung durch die Einwirkung von Laserlicht in Anwesenheit von Sauerstoff ihre Zytotoxizität, wobei das Problem der tumorselektiven zytotoxischen Wirkung bislang aufgrund einer mangelnden spezifischen Farbstoffanreicherung im Tumorgewebe noch weitgehend ungelöst ist [53, 54, 186].

Ein weiteres Gebiet der Laseranwendung ist die sog. „Biostimulation". Durch Laserbestrahlung bei geringer Leistungsdichte werden biologische Reaktionen induziert, die möglicherweise zu einer Beschleunigung reparativer Vorgänge führen [25, 123]. Bezogen auf die Gelenkchirurgie resultieren aus experimentellen Studien von Schultz et al. Hinweise für eine gesteigerte mitotische Aktivität des hyalinen Knorpels nach flächenhafter Bestrahlung mit einem Nd:YAG-Laser [214]. Jedoch ist hervorzuheben, daß aus den wenigen, zu diesem Bereich veröffentlichten wissenschaftlichen Studien widersprüchliche Ergebnisse resultieren, so daß bislang keine gesicherten Kenntnisse über die Biostimulation verfügbar sind.

Im diagnostischen Bereich ist eine Strukturcharakterisierung und -diskriminierung anhand des nach Laserexposition emittierten gewebespezifischen Fluoreszenzspektrums gelungen [45, 204, 230]. Ferner erlaubt die Laser-Doppler-Spektroskopie eine Erfassung korpuskulärer Bewegungen in biologischen Systemen, z.B. zur Messung intravasaler Blutströmungen oder elektrophoretischer Bewegungen [205].

Eine Laseranwendung in der Gelenkchirurgie ist bislang aufgrund der erschwerten operativen Zugänglichkeit verschiedener Gelenkkompartments, der ungünstigen Absorptionscharakteristik der zellarmen und kompakten Mesenchymstrukturen sowie deren ausgesprochen hoher Vulnerabilität gegenüber thermischen Einflüssen limitiert [134, 198, 199, 200]. Durch die Entwicklung geeigneter Applikationssysteme und insbesondere mit Einführung ablativ wirksamer Laser wurden die wesentlichen Voraussetzungen zur Laseranwendung am Gelenk geschaffen.

Für die differenzierten Anforderungen sind sowohl ablativ wirkende Lasersysteme als auch vorwiegend thermisch wirkende Laser für verschiedene Teilaspekte der Gelenkchirurgie geeignet. Aus diesem Grund wurden für die vorliegende Studie ein Nd:YAG-Dauerstrichlaser sowie ein XeCl Excimer-Laser gewählt. Der XeCl Excimer-Laser, ein bei 308 nm emittierender gepulster Laser, gewährleistet über den Mechanismus der ablativen Photodekomposition an Hartsubstanzen und bindegewebigen Strukturen eine präzise Schneide- und Ablationscharakteristik bei einer äußerst geringen strukturellen Alterationszone im marginalen Bereich der Laserexposition [124, 227, 257]. Eine ausschließlich thermische Wirkung entfaltet der bei 1064 nm emittierende Nd:YAG-Dauerstrichlaser [164, 179]. Ein

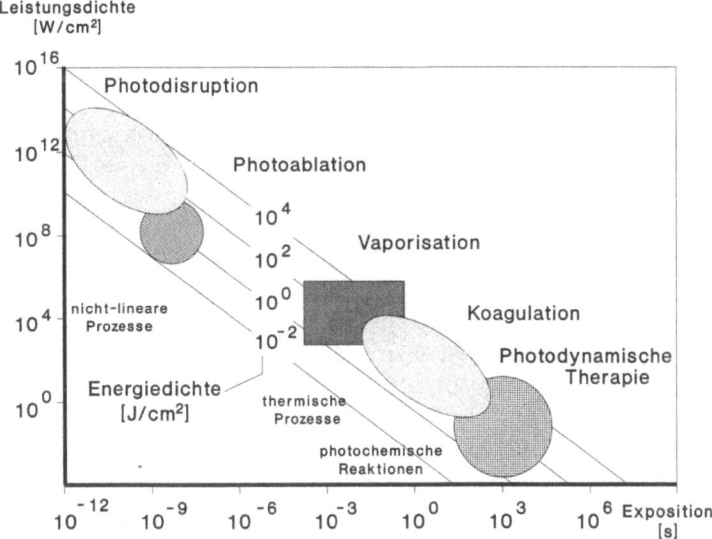

Abb. 1. Möglichkeiten der Laser-Gewebe-Interaktion. Modifiziert nach Berlien [17]

arthroskopischer Einsatz dieser Lasersysteme ist durch ihre Kompatibilität mit flexiblen Lichtleitern begünstigt [134]. Hiermit erschließen sich für eine gelenkchirurgische Anwendung 4 qualitativ unterschiedliche Formen der Gewebeinteraktion (Abb. 1):

- Schneiden von Geweben,
- subtil kontrollierbare Ablation von Geweben,
- Oberflächen „versiegelung" und -glättung durch dosierte thermische Einwirkung,
- Devitalisierung und Blutstillung durch Koagulation.

Über erste experimentelle Erfahrungen mit der Laseranwendung in der Meniskuschirurgie berichteten 1983 Whipple et al. [247]. Die Autoren stellten bei Versuchen am Tiermodell mit einem CO_2-Laser eine geringere Gewebetraumatisierung im Vergleich zur mechanischen Meniskusresektion fest; als nachteilig erwiesen sich ausgedehnte Karbonisierungen des Resektionsrandes sowie operationstechnische Schwierigkeiten durch Verwendung von Spiegelsystemen und extensive Rauchentwicklungen. Philandrianos stellte 1985 erstmalig klinische Ergebnisse nach arthroskopischer Anwendung des CO_2-Lasers zur Adhäsiolyse, partiellen Meniskektomie und Behandlung der Chondromalacia patellae am Kniegelenk vor [190]. Die auf ein Beobachtungsintervall von 1 Jahr gegründeten Ergebnisse führten zur Schlußfolgerung, daß die Laseranwendung aufgrund ihrer koagulativen Wirkung insbesondere zur Adhäsiolyse geeignet sei. Smith legte 1989 Ergebnisse nach 325 arthroskopischen Operationen am Kniegelenk mit Hilfe des CO_2-Lasers vor [224]. Im Vergleich mit einer historischen Kontrollgruppe ergab sich eine verringerte Inzidenz synovitischer Folgeerscheinungen in der postoperativen Phase. Garrick et al. berichteten 1991, daß bei Anwendung des CO_2-Lasers durchaus das potentielle Risiko einer Schädigung des umgebenden Gewebes bzw. einer

Gasembolie bestünde, jedoch durch eine modifizierte Führung des Laserstrahls verringert werden könne [70]. Die Autoren entwickelten hierzu ein spezielles Operationsarthroskop, das über einen zusätzlichen Arbeitskanal für ein Strahlführungsinstrument verfügte. Bei der Anwendung in 30 Operationen konnten eine verminderte Gasleckage sowie eine verringerte Schädigung umgebender Gelenkstrukturen belegt werden. Smith entwickelte 1989 die sog. „Gasblasentechnik", bei der durch CO_2-Gas am Applikationsort eine Gasblase gebildet wird, durch die der Laserstrahl ohne störende Absorption durch flüssige Medien an das Zielgewebe gelangt [224]. Hiermit eröffnete sich die Möglichkeit, auch bei flüssigem Distensionsmedium mit dem CO_2-Laser am Gelenk zu operieren. Die Autoren berichteten hierzu über eine klinische Anwendung dieser Technik an 200 Patienten, bei denen keine laserassoziierten Komplikationen auftraten. Eine tierexperimentelle Studie über den Einsatz des CO_2-Lasers am hyalinen Knorpel wurde 1991 von Nixon et al. veröffentlicht [176]. Bei einer Abrasionschondroplastik am Pferd fanden die Autoren gegenüber der konventionell operierten Kontrollgruppe eine beschleunigte Ersatzknorpelbildung nach Ablauf von 8 Wochen. In der postoperativen Phase traten keine Synovitiden auf; im klinischen Verlauf ergaben sich keine Unterschiede zwischen Laser- und Kontrollgruppe.

1989 berichteten Miller et al. über die Anwendung eines Kontakt-Nd:YAG-Lasers zur Meniskektomie und Knorpelresektion im Rahmen einer kontrollierten tierexperimentellen Studie [164]. Bei den konventionell durchgeführten Meniskektomien fand sich nach 6 Wochen ein deutliches Meniskusregenerat nach laserassistierter Operation kam in 2 von 16 Fällen ein Regenerat zur Darstellung. Die aus einer Diathermieresektion verbliebenen Restmenisken zeigten demgegenüber eine zunehmende Nekrosezone ohne Hinweise auf Reparationsvorgänge. Nach Nd:YAG-laserassistierter Knorpelabrasion fanden die Autoren bereits nach 6 Wochen Heilungsvorgänge mit Ersatzknorpelbildung. In der mit mechanischen Instrumenten operierten Kontrollgruppe hingegen zeigten sich keine reparativen Gewebeveränderungen, während die mittels Diathermie verursachten Knorpelläsionen eine nekrotische Umgebungszone aufwiesen, deren Ausdehnung sich mit zunehmendem Beobachtungsintervall vergrößerte. Diese Ergebnisse stehen im Widerspruch zu tierexperimentellen Resultaten der Arbeitsgruppe Hardie et al., die im selben Jahr veröffentlicht wurden [93]. Im kontrollierten In-vivo-Experiment am Hundegelenk wurden oberflächliche und tiefe Knorpelsuren mit mechanischen Instrumenten erzeugt, die anschließend unbehandelt blieben oder mit einem Nd:YAG-Laser für 2 s bei einer Leistungsdichte von 53 W/cm^2 bestrahlt wurden. Bei einem Beobachtungszeitraum von 6 Monaten konnte kein Unterschied im Heilungsverhalten von Laser- und Kontrollgruppe festgestellt werden. 1989 wurden aus der eigenen Arbeitsgruppe klinische Ergebnisse nach Nd:YAG-laserassistierter Synovektomie vorgestellt [198]. Im Vergleich zur mechanisch vorgenommenen Synovektomie zeichnete sich der Lasereingriff durch eine geringere Nachblutungsrate sowie eine höhere Radikalität der Synovialis-Resektion aus. Die Arbeitsgruppe O'Brien u. Miller berichtete 1990 über eine klinische Studie mit 15 Patienten, an denen mit Hilfe des Nd:YAG-Lasers Meniskusresektionen vorgenommen wurden [180]. Methodenspezifische Komplikationen wurden nicht festgestellt; aus operationstechnischer Sicht erwies sich die Laserresektion insbesondere im Hinterhornbereich gegenüber den mechanischen Instrumenten überlegen, womit die Autoren den Nd:YAG-Laser als geeignetes Instrument für die arthroskopische Meniskusresektion empfahlen. 1990 kam die Arbeitsgruppe um Fronek in ihren In-vitro-Versuchen zu ähnlichen Ergebnissen und gab übereinstimmend mit der Arbeitsgruppe Miller eine Laserausgangsleistung von 20 W als optimal geeignet für Meniskuseingriffe an [66]. Bickerstaff et al. berichteten 1991 über In-vitro-Versuche zur Anwendung des Nd:YAG-Lasers in der Meniskuschirurgie [18]. Sie führten an 24 humanen Menisken Schnittversuche durch und fanden in histologischen Untersuchungen geringe thermische Schädigungen. O'Brien et al. berichteten 1992 über klinische Ergebnisse nach 262 arthroskopischen Meniskusresektionen mit dem Nd:YAG-Laser [181]. Als Vorteile der Laseranwendung wurden die gute instrumentelle Zugänglichkeit des Meniskus, insbesondere in den engen dorsalen Gelenkräumen, und die verminderte Blutungstendenz bei der subtotalen Resektion angeführt.

Erste Berichte über In-vitro-Anwendungen des XeCl Excimer-Lasers am Meniskus und am hyalinen Knorpel stammen von Kroitzsch et al. sowie Hohlbach et al. [103, 134]. Übereinstimmend wird die präzise Ablations- und Schnittcharakteristik bei einer äußerst gering ausgedehnten strukturellen Schädigungszone hervorgehoben. Hierzu wurden in vitro an 22 Menisken Ablationsversuche mit einem 248 nm Excimer-Laser unter Raumluft durchgeführt. Histologisch sahen die Autoren eine präzise Ablationscharakteristik bei äußerst geringer Schädigung der Ablationsränder. Ergebnisse aus kontrollierten klinischen Untersuchungen wurden erstmals im Jahre 1990 durch die eigene Arbeitsgruppe veröffentlicht [201]. Nach Knorpeleingriffen mit dem 308 nm XeCl Excimer-Laser traten im Vergleich zur randomisierten Kontrollgruppe, die konventionell arthroskopisch operiert wurde, weniger postoperative Schmerzen und Synovitiden auf. Imhoff stellte 1990 als wesentlichen Vorteil der Excimer-Laseranwendung die geringere iatrogene Schädigung benachbarter Gelenkstrukturen heraus [107]. Buchelt et al. berichteten 1991 erstmals über eine tierexperimentelle Anwendung des XeCl Excimer-Lasers zur Meniskusresektion [30]. Histologisch fand sich dabei nach 8 Wochen eine deutliche Bindegewebsneubildung. Übereinstimmend kommen die mit dem XeCl Excimer-Laser befaßten Arbeitsgruppen zur Feststellung, daß die Ablationsrate für einen effektiven klinischen Anwendungsbereich zu gering sei. Hierzu wurden 1991 von Dressel technische Verbesserungen des Strahlführungssystems [56] und 1993 von der Arbeitsgruppe Grothues-Spork eine Modifikation des Ablationsverhaltens der exponierten Gewebe durch Vital-Färbung vorgeschlagen [83].

Parallel zur experimentellen Anwendung des Nd:YAG- und XeCl Excimer-Lasers wurde im amerikanischen Raum der Ho:YAG-Laser entwickelt und erstmals in der Gelenkchirurgie eingesetzt. Trauner publizierte 1990 hierzu Ergebnisse über die Ablationseigenschaften des Ho:YAG-Lasers an Meniskus- und Knorpelgewebe und hob die gute Eignung dieses Lasersystems für die arthroskopische Chirurgie hervor [233]. Fanton und Dillingham veröffentlichten im selben Jahr Ergebnisse einer klinischen Doppelblindstudie, in der an 51 Patienten Meniskusresektionen mit Hilfe von mechanischen Instrumenten und dem Ho:YAG-Laser vorgenommen wurden [57]. Im frühen postoperativen Verlauf von 4 Wochen zeigte die Lasergruppe überlegene Ergebnisse, danach ergaben sich keine Unterschiede zwischen Laser- und Kontrollgruppe. Gegen diese Ergebnisse bleibt einzuwenden, daß in keinem der untersuchten Teilaspekte signifikante Resultate erzielt wurden und daß die klinische Studie erhebliche Mängel im Design aufweist. Lane et al. evaluierten 1992 Operationsdauer, Komplikationsraten und Rekonvaleszenzverlauf von 150 Patienten nach arthroskopischem Knorpeldébridement mittels Ho:YAG-, CO_2-Laser und mechanischen Instrumenten [140]. In der Ho:YAG-Gruppe entwickelten 16%, in der CO_2-Gruppe 32% und in der Kontrollgruppe 22% der Patienten postoperative Gelenkergüsse. Wenngleich auch diese klinische Studie nicht zu statistisch signifikanten Ergebnissen kam, folgerten die Autoren, daß die Anwendung des Ho:YAG-Lasers Vorteile gegenüber der konventionellen Chirurgie in der Knorpelbehandlung erbringe. In der Folgezeit wurden von Fanton, Sherk und Vangsness eine Reihe kasuistischer und propädeutischer Arbeiten veröffentlicht [58, 217, 236], die die Vorzüge des Ho:YAG-Lasers herausstellten; wobei die Arbeiten im wesentlichen einer wissenschaftlichen Evaluation entbehren. Ein weiterer wesentlicher Aspekt wurde 1993 von Dew und Mitarb. aufgegriffen: in ersten morphologischen Analysen berichteten die Autoren über die Möglichkeit einer laserinduzierten Strukturkonsolidierung im Sinne einer Gewebe„versiegelung" [51] und demonstrierten hiermit eine qualitativ völlig neue Form der Gewebeinteraktion.

Die wenigen, bislang zur Laseranwendung in der Gelenkchirurgie veröffentlichten Arbeiten lassen Ansätze für einen erfolgreichen klinischen Lasereinsatz erkennen. Ein wesentlicher Mangel der bislang publizierten klinischen Studien besteht dennoch in einer fehlenden Absicherung der Ergebnisse durch eine prospektiv randomisierte Kontrollgruppe sowie die naturgemäß erhebliche Varianz klinisch faßbarer Parameter.

Die mangels wissenschaftlich gesicherter Ergebnisse entstandene Unsicherheit in der klinischen Laseranwendung kommt in einer Stellungnahme der Arthroscopy Association of North America AANA aus dem Jahre 1993 zum Ausdruck: „AANA recognizes that the use of lasers in arthroscopic surgery is an alternative to mechanical technique. There is no proven advantage of laser technique over other techniques. There is, however, the issue of cost effectiveness to be considered." Unter Leitung von Sherk, Siebert und Gerber ist es 1994 zur Gründung der International Musculoseletal Laser Society IMLAS gekommen, die in der IMLAS-Studiengruppe das Ziel verfolgt, multizentrisch Datenmaterial aus dem klinischen Lasereinsatz zu gewinnen, um hiermit Vor- und Nachteile der Laserchirurgie fundiert zu evaluieren.

Die Aussagekraft der experimentellen In-vitro-Ansätze ist durch eine mangelhafte Strukturklassifikation der verwendeten Gewebe unter anatomischen und pathologisch-morphologischen Kriterien sowie eine unzureichende Dokumentation der Laserparameter eingeschränkt. Die Auswahl geeigneter Laserparameter ist aus methodischen Gründen mit erheblichem Aufwand verbunden [242], sie bietet dennoch die unabdingbare Voraussetzung für Aussagen zur Dosis-Wirkungs-Beziehung. Ferner fehlen Ergebnisse aus morphometrischen Untersuchungen, die von essentiellem Interesse für eine Beurteilung der klinischen Praktikabilität sind. Darüber hinaus liegen bislang noch keine ausreichenden Kenntnisse über optische Eigenschaften von Gelenkstrukturen vor, die eine wesentliche Grundlage bilden zur Beantwortung der Frage, inwiefern eine Selektivität im Sinne einer strukturkritischen Laserablation zu erreichen ist. Ebenso wenig existieren Kenntnisse über die Modifikation der biomechanischen Gewebeeigenschaften durch Laserbehandlung; ein Kriterium, das insbesondere bei Beurteilung des funktionellen Ergebnisses eine zentrale Bedeutung gewinnt.

Die bislang publizierten In-vivo-Untersuchungen am Tiermodell weisen trotz ihrer differenzierten Studienführung den Mangel der für Längsschnittbeobachtungen zu geringen Fallzahlen auf. Zudem bedingt eine mangelhafte Dokumentation der Laserparameter, daß reproduzierbare Ergebnisse sowohl in quantitativer als auch in qualitativer Hinsicht nur unter Vorbehalt zu erwarten sind. Weitere, für eine klinische Beurteilung der Laseranwendung in der Gelenkchirurgie entscheidende Parameter finden bislang keine gebührende Berücksichtigung: hierzu zählt die Analyse metabolischer Veränderungen nach Laserexposition sowie die Induktion sekundär-reaktiver Synovitiden infolge des Lasereingriffs.

2 Fragestellungen

In den vorliegenden In-vitro-Analysen und tierexperimentellen Studien wird die Anwendung eines thermischen Lasers und eines Lasers mit einem primär ablativen Interaktionsmodus in der Gelenkchirurgie untersucht. Die Beurteilung der biologischen Qualität und klinischen Wertigkeit dieser neuartigen Operationstechnik für Eingriffe am hyalinen Gelenkknorpel, dem Meniskus und der Synovialmembran stützt sich im Rahmen einer kontrollierten Studie auf einen Vergleich mit den bei identischen Versuchsbedingungen angewandten und als klinische Standardverfahren anerkannten Operationstechniken.

Im einzelnen liegen der Studie folgende Zielsetzungen zugrunde:

- Morphologische Analyse der durch eine Laserexposition erzeugten qualitativen Strukturveränderungen an normalem und pathologisch verändertem hyalinen Knorpelgewebe, Meniskusgewebe und der Synovialmembran.
- Untersuchung der quantitativen Ausdehnung laserinduzierter Strukturveränderungen in bezug auf die physikalischen Expositionsparameter sowie die strukturellen Eigenschaften der behandelten Gewebe.
- Charakterisierung der biooptischen Eigenschaften der untersuchten Gewebe zur Definition physikalischer Gewebeparameter im Hinblick auf eine selektive Laseranwendung durch optische Strukturdiskrimination.
- Untersuchung der quantitativen Veränderungen biomechanischer Gewebeeigenschaften durch Laserapplikation.
- Analyse der im Früh- und Spätverlauf nach Laseroperationen am Kniegelenk (Abrasionschondroplastik, Knorpel„versiegelung", Meniskusablation, Meniskusglättung, Synovektomie) induzierten degenerativen und reparativen Veränderungen auf morphologischer Ebene anhand kontrollierter Untersuchungen am In-vivo-Tiermodell.
- Bestimmung der durch eine Laseranwendung am Knorpel unter In-vivo-Bedingungen induzierten metabolischen Veränderungen.

3 Physikalische Eigenschaften der eingesetzten Laser und Lichtleiter

3.1 Physikalische Grundlagen

Die Natur des Lichts wird in Form zweier verschiedener Modellvorstellungen interpretiert: die Wellennatur (Wellenoptik) und der Korpuskelcharakter (Quantenoptik) des Lichts. Hierbei wird der Lichtstrahl als ein Strom von Teilchen, den „Lichtquanten" oder „Photonen" aufgefaßt. Jedes Photon führt einen Energiebetrag E mit sich, dessen Größe allein von der Frequenz v der Strahlung abhängt:

$$E = h \times v .$$

Die in diese Beziehung eingehende Naturkonstante, das sog. Planck-Wirkungsquantum, entspricht $6{,}626196 \times 10^{-34}$ Js. Die Gleichung sagt aus, daß die Quanten umso energiereicher sind, je höher die Frequenz v und (unter Berücksichtigung der für die Lichtgeschwindigkeit im Vakuum c geltenden Beziehung $v = c/\lambda$) je kleiner die Wellenlänge λ der Strahlung ist. Der oben beschriebene Zusammenhang bildet damit eine Verknüpfung zwischen der Auffassung des Lichts als Korpuskel (Photon) und Welle (definiert durch v oder λ).

Auf der Grundlage der beschriebenen Modellvorstellungen gilt für die Energiedifferenz zwischen dem angeregten Zustand E_1 und dem Grundzustand E_2 eines Atoms:

$$E_1 - E_2 = h \times v .$$

3.2 Technische Prinzipien

Der Begriff „LASER" ist ein Akronym für „light amplification by stimulated emission of radiation". Es handelt sich somit um eine auf stimulierter Emission beruhende Lichtverstärkung. Dieses Licht zeichnet sich aus durch Monochromasie, Kohärenz und Kollimation [21, 33].

Die Wellenlängen verfügbarer Laser erstrecken sich vom Vakuum-UV über den Bereich sichtbaren Lichts bis ins ferne Infrarot. Die Abb. 2 stellt die für den chirurgischen Anwendungsbereich bedeutsamen Laser zusammen.

Der Laser als technische Realisierung der oben beschriebenen physikalischen Prinzipien besteht aus folgenden Komponenten (Abb. 3):
- aktives Medium (Festkörper, Flüssigkeit oder Gas),
- Energiequellen zur Erzeugung der Besetzungsinversion,
- optischer Resonator.

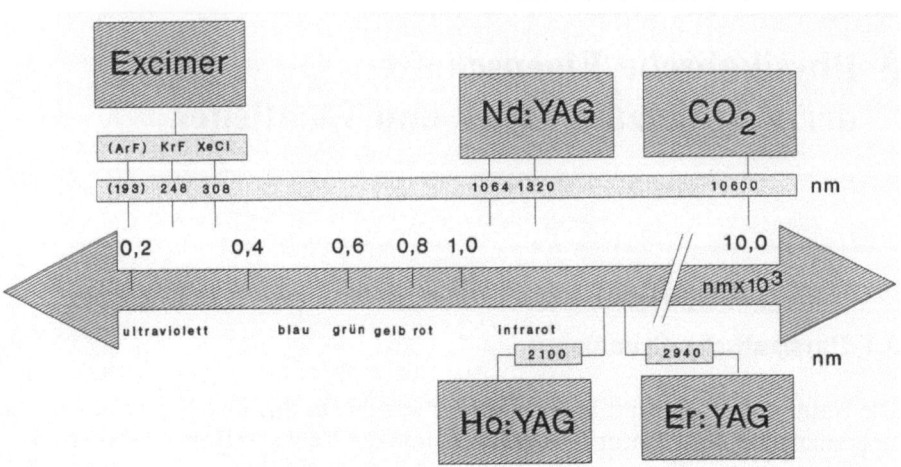

Abb. 2. Wellenlängen der für einen gelenkchirurgischen Anwendungsbereich relevanten Laser

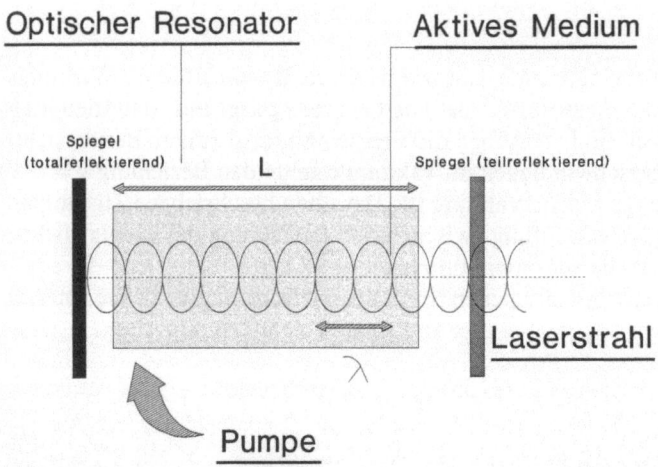

Abb. 3. Prinzipieller technischer Aufbau des Lasers

Eine stimulierte Emission kann nur stattfinden, wenn sich das jeweilige Atom im angeregten Zustand befindet. Dies bedeutet, daß zur Aufrechterhaltung des Laserprozesses eine Besetzungsinversion vorliegen muß, d. h., es befinden sich mehr Atome im angeregten Zustand als im Grundzustand. Diese essentielle Voraussetzung für eine Laserstrahlung ist durch Anwendung mehrerer Energieniveaus unter Ausnutzung der unterschiedlichen Lebensdauer der jeweiligen angeregten Zustände realisiert (s. auch Abb. 4).

Entscheidende Bedeutung kommt dabei der Langlebigkeit des oberen Laserniveaus zu: die Atome werden zunächst auf ein höheres, verhältnismäßig kurzlebiges Niveau angeregt, von dem sie nach einem kurzen Zeitintervall auf ein langlebiges Niveau, dem oberen Laserniveau, zurückfallen. Das untere Laserniveau ist kurzlebig, so daß es unter Ausnutzung der längeren Lebensdauer des oberen Laserniveaus zu einer höheren Besetzung des oberen Niveaus kommt, womit eine Besetzungsinversion besteht.

Lasermedium. Bei den Festkörpern sind v. a. Lanthanide, wie Neodym, Holmium, Erbium und Thulium von Bedeutung. Halbleiterlaser basieren auf Elementen der 3. und 5. Gruppe im Periodensystem. Meist ist das für den Laserprozeß verantwortliche Ion (Dopematerial) in ein Trägermaterial (Wirtskristall) eingebaut. Organische Farbstoffe bilden die Grundlage für Flüssigkeitslaser. Die breitbandige Emission der Farbstoffe läßt sich durch frequenzselektive Elemente im Laserresonator in einem weiten Bereich abstimmen. Bei den Gaslasern wird häufig eine Mischung des aktiven Mediums mit dem Puffer- oder Pumpgas verwendet, z. B. HeNe-Laser.

Bei den durch sog. Pumpen realisierten Anregungsmechanismen sind in erster Linie die Anregung mit Licht sowie die Anregung durch elektrische Gasentladungen von Bedeutung. Optisches Pumpen erfolgt durch kontinuierlich strahlende Hochdrucklampen, Pumplaser oder Blitzlampen. Bei Gaslasern führt i. allg. eine elektrische Gasentladung innerhalb des aktiven Mediums zur Anregung. Hierbei ist eine Übertragung kinetischer Energie über Stoßanregung durch beschleunigte Ionen und Elektronen von Bedeutung.

Der optische Resonator, dessen wichtigste Elemente 2 gegenüberliegende Spiegel sind, dient zur Verstärkung kohärenten Lichtes im optischen System. Hierbei bildet sich eine stehende Welle (Mode) aus. Die Ausbildung stehender Wellen ist an die Bedingung geknüpft, daß die Länge des Resonators einem ganzzahligen Vielfachen der halben Wellenlänge entspricht. Neben der Grundfrequenz werden i. allg. auch ganzzahlige Vielfache dieser Frequenz verstärkt, so daß der Resonator über mehrere Schwingungsfrequenzen verfügt.

Unter den verschiedenen Bauprinzipien des optischen Resonators, die sich durch die geometrische Anordnung der Spiegel unterscheiden, haben der konfokale und der semikonfokale Resonator die größte Bedeutung. Beim konfokalen Resonator fallen die Brennpunkte der Spiegel in der Mitte des Resonators zusammen; im semikonfokalen Resonatortyp ersetzt ein Planspiegel einen der gekrümmten Spiegel.

Laserstrahlung. Das von einem Laser emittierte Licht zeichnet sich aus durch einen sehr engen Wellenlängenbereich (Monochromasie), durch eine weitgehende Parallelität des Strahlenbündels (Kollimation) und durch eine räumlich und zeitlich feste Phasenbeziehung der Wellenzüge (Kohärenz). Darüber hinaus besteht eine hohe Leuchtdichte (Brightness), definiert als Strahlungsleistung bezogen auf Strahlerfläche und Raumwinkeleinheit.

3.3 Nd: YAG-Laser

Der Nd: YAG-Laser enthält als aktives Medium Neodym-(Nd^{3+})-Ionen, die zur Erhöhung des Pumpwirkungsgrades in Yttrium-Aluminium-Granat (YAG) eingebettet sind [244]. Das Termschema des zugrundeliegenden Vierniveausystems ist

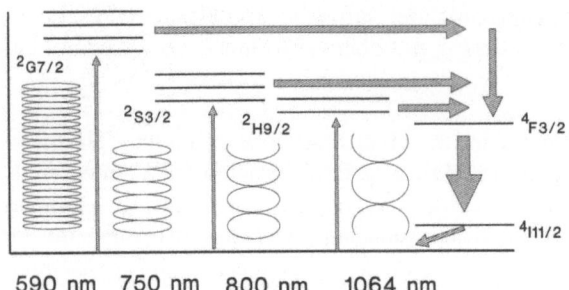

Abb. 4. Termschema des Nd:YAG-Lasers

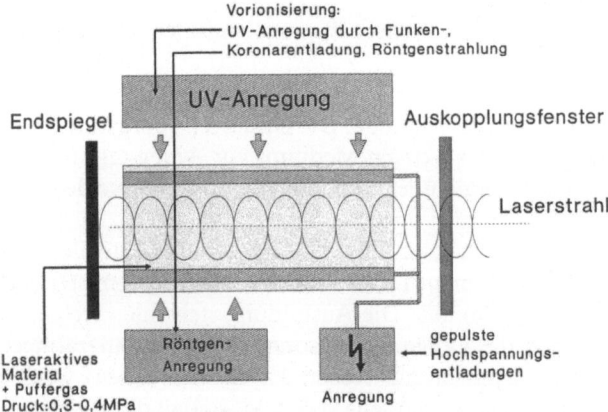

Abb. 5. Technischer Aufbau des XeCl Excimer-Lasers

aus Abb. 4 ersichtlich. Die Neodymionen werden durch Absorption des Pumplichts in die Bänder $^2G7/2$, $^2S3/2$ und $^2H9/2$ angeregt. Nach strahlungslosen Übergängen in das obere Laserniveau $^4F3/2$ erfolgt der Laserübergang bei einer Wellenlänge von 1064 nm auf das über dem Grundniveau liegende Niveau $^4I11/2$. Der Betriebsmodus kann gepulst oder in Form eines Dauerstrichlasers erfolgen.

3.4 XeCl Excimer-Laser

Grundlage dieses, bei 308 nm emittierenden Lasers ist die Anwendung sog. „excited dimers", einer Verbindung von Edelgas und Halogen. Im Grundzustand ist eine derartige Bindung nicht möglich; erst das durch Anregung des Edelgasatoms erreichte Potentialminimum erlaubt die chemische Verbindung. Das hierdurch entstandene, äußerst kurzlebige Excimermolekül zerfällt unter Aussendung von Photonen in seine Ausgangsatome.

Der technische Aufbau entspricht im wesentlichen dem eines herkömmlichen Gaslasers (Abb. 5). In der Laserkammer befindet sich unter Druck ein Gasgemisch aus dem Halogen, dem Edelgas und den Puffergasen. Die Anregung geschieht durch eine Hochspannungsentladung von 25–40 kV. Die Lichtemission erfolgt gepulst [227].

3.5 Experimentell eingesetzte Laser- und Fasersysteme

Experimentell eingesetzt wurde ein 1064 nm Nd:YAG-Dauerstrichlaser (Fa. MBB-AT, München). Die Ausgangsleistung konnte variabel von 0–100 W vorgegeben werden. Das emittierte Laserlicht wurde in eine Quarzfaser mit einem Faserkern von 600 µm Durchmesser eingekoppelt.

In einer zweiten Versuchsreihe kam ein 308 nm XeCl Excimer-Laser (Fa. Technolas, München) mit einer konstanten Pulsdauer von 20 ns zum Einsatz. Die Repetitionsrate war mit 10, 20, 40 und 70 Hz vorgegeben. Die Pulsenergie war variabel bis 45 mJ, wobei die Pulsstabilität in bezug auf die emittierte Energie bei ±2% lag. Zur Applikation des Laserstrahls wurde eine Quarzfaser mit einem Durchmesser von 800 µm eingesetzt.

3.6 Versuchskonstanten und -variablen der Laserausgangscharakteristik

Nd:YAG-Laser
Zur histomorphologischen Untersuchung der unter In-vitro-Bedingungen am Nativpräparat erzeugten Strukturveränderungen wurde die Leistungsdichte variabel in einem Bereich von 21–93 W/mm^2 vorgegeben. Die Gewebeoberfläche wurde unter diesen Bedingungen für eine Dauer von 0,5, 1, 1,5, 2, ...5 s exponiert, so daß in Abhängigkeit von den zugrundegelegten Versuchsvariablen eine lokal deponierte Gesamtenergie von 6–130 J resultierte. Zum Studium der Beziehung vorbestehender morphologischer Strukturveränderungen und der qualitativen Struktur bzw. morphometrisch bestimmten Ausdehnung laserinduzierter Übergangszonen wurde eine konstante Leistungsdichte von 93 W/mm^2 bei variabler Größe der am Gewebe deponierten Gesamtenergie von 26–130 J zugrundegelegt.

XeCl Excimer-Laser
Zur Analyse des Einflusses vorbestehender morphologischer Strukturveränderungen an Knorpel-, Meniskus- und Synovialgewebe auf die jeweilige Ablationsrate und die Ausdehnung der strukturellen Schädigungszone wurden die Gewebe mit einer konstanten Energiedichte von 40 mJ/mm^2 exponiert. Dieser, im oberen Bereich der im vorliegenden Versuchsaufbau verfügbaren Energiedichten liegende Wert entspricht unter den gegebenen Bedingungen der 2fachen, in einer Vorversuchsserie als Ablationsschwelle bestimmten Energiedichte. Darüber hinaus erlauben die im Bereich von 40 mJ/mm^2 gewonnenen Ergebnisse aufgrund vergleichbarer physikalischer Bedingungen eine Diskussion mit den wenigen, bislang publizierten Studien über In-vitro-Untersuchungen an Gelenkstrukturen [30, 56]. Die Repetitionsrate wurde variabel mit 10, 20, 40 und 70 Hz vorgegeben. Die Expositionsdauer wurde mit 10, 20, ...60 s variiert. In Abhängigkeit von den jeweils zugrundegelegten Versuchsvariablen resultiert hieraus im exponierten Gewebeareal eine deponierte Gesamtenergie von 2–84 J.

4 In-vitro-Analysen

4.1 Material und Methodik

4.1.1 Material

Gewebe

Menisken, Synovialgewebe und hyaliner Knorpel von 52 menschlichen Kniegelenken wurden im Rahmen von Obduktionen innerhalb von 48 h post mortem entnommen. Als Ausschlußkriterien waren definiert: Exitus > 48 h vor der Entnahme, Vorliegen eines putriden Gelenkinfekts und unmittelbar prämortal vorangegangene Gelenkverletzung bzw. Gelenkeingriff. Der Altersmedian der Verstorbenen lag bei 69 Jahren.

Die Entnahme der Menisken erfolgte unter Einbeziehung der meniskosynovialen Verbindungszone (Zone III). Die Synovialmembran wurde standardisiert zur Untersuchung fibröser, adipöser und areolärer Strukturen im Bereich des Hoffa-Fettkörpers, aus der medialen und lateralen Kapselwand sowie aus dem Recessus suprapatellaris einschließlich der basalen fibrösen Gelenkkapsel entnommen. Hyaline Knorpelflächen wurden en bloc mit einer etwa 5 mm starken Schicht subchondralen Knochens aus der Retropatellarfläche und dem Hauptbelastungsbereich der Femurkondylen und des Tibiaplateaus gewonnen.

Insgesamt standen für die Versuche 100 Menisken, 208 Synovialmembranen und 260 Knorpel/Knochenpräparate zur Verfügung. Die Gewebe wurden nativ bei Raumtemperatur in einer 0,9%igen NaCl-Lösung gelagert und innerhalb von 12 h nach der Entnahme im Versuch eingesetzt.

Gewebeklassifikation

Zur differenzierten Auswertung wurden die Gewebepräparate unter morphologischen und pathologisch-anatomischen Gesichtspunkten klassifiziert.

Präparate des Meniskus wurden unter histomorphologischen Aspekten gemäß einer Klassifikation von Arnoczky in die Zonen I, II und III differenziert [6]. Die histologische Diagnose einer Meniskusdegeneration stützte sich auf die bei Copenhaver et al. beschriebenen Kriterien [41]. Chondromalazische Degenerationen des hyalinen Knorpelgewebes wurden auf der Grundlage des makroskopischen Befunds in die Schweregrade I–IV gemäß der Einteilung von Outerbridge klassifiziert [183]. Präparate der Synovialmembran wurden auf histologisch-anatomischer Basis in die Kategorien fibrös, adipös und areolär gegliedert [255]; eine Synovitis war anhand des morphologischen Befundes durch die von Lindblad u. Hedfors beschriebenen Kriterien definiert [145].

Tabelle 1. Kriterien der zugrundegelegten Gewebeklassifikationen auf anatomisch-histologischer und pathologisch-morphologischer Ebene

	Hyaliner Knorpel	**Meniskus**	**Synovialmembran**
Anatomisch-histologische Klassifikationsebene	Entnahmeort: Femurkondylen Tibiaplateau Retropatellarfläche	Entnahmeort: Innenmeniskus Außenmeniskus	Entnahmeort: Hoffa-Fettkörper mediale/laterale Kapselwand Recessus suprapatellaris
		Histologische Klassifikation: Zone I: avaskulärer, gelenkzentraler Meniskusanteil (3/4 der Meniskussubstanz) Zone II: mikrovaskularisierter Randsaum des Meniskus Zone III: meniskosynoviale Junktionszone (Kapselansatz)	Histologische Struktur: Fibrös: Gefäßarme Synovialmembran mit Stroma aus dichtem Bindegewebe Adipös: Synoviales Stroma aus Fettgewebe Areolär: stark vaskularisierte, villös strukturierte Synovialmembran
	Chondromalazie	Degeneration	Synovitis
Pathologisch-morphologische Klassifikationsebene	Grad 0: Normalbefund Grad 1: gelblich-stumpfe Knorpeloberfläche; Erweichung der Knorpelsubstanz Grad 2: Fissuren und Fragmentationen in einem Areal <1,25 cm Durchmesser Grad 3: Fissuren und Fragmentationen in einem Areal >1,25 cm Durchmesser Grad 4: Exposition subchondraler Schichten; Eburnisierung	Normalbefund Degenerationskriterien: Reduktion des schnittflächenbezogenen Anteils an Chondrozyten Unterbrechung des faserknorpeligen Strukturgefüges Muzinöse Gewebeareale	Normalbefund Synovitiskriterien: Synoviale Granulationen Villöse Hypertrophie Vermehrte Vaskularisation Seröser Gelenkerguß

Eine Zusammenstellung der bei der Gewebeklassifikation zugrundegelegten Definitionen ist aus Tabelle 1 ersichtlich.

4.1.2 Methodik

4.1.2.1 Morphologische Analysen

Versuchsaufbau
Die Nativpräparate wurden mittels Randomisierung der jeweiligen Versuchsserie zugeordnet. In randomisierter Sequenz erfolgten mit dem XeCl Excimer- oder Nd:YAG-Laser Expositionen. Eine statische Lichtleiteranordnung ermöglichte dabei physikalisch reproduzierbare Expositionsparameter, die eine wesentliche Bedingung für Aussagen zur Dosis-Wirkungs-Beziehung darstellen. Nach Zuschneiden der Gewebe wurden die Nativpräparate auf eine optische Bank aufgebracht. Der Lichtleiter wurde senkrecht zur Oberfläche der Gewebesegmente in einem Schwenkarm (Fa. Zeiss, Oberkochen) montiert. Die Versuche wurden bei Raumtemperatur durchgeführt. Zur Analyse makroskopisch sichtbarer Veränderungen und zur Justierung des Lichtleiters wurde der Versuchsablauf mit Hilfe einer Videokamera (Fa. Sony, Japan) aufgenommen und über einen Monitor mit 10facher Vergrößerung wiedergegeben. Die Kontrolle der zwischen 1 und 60 s variablen Expositionsdauer erfolgte mittels eines optischen Shutters (Fa. Vincent Associates, Rochester, N.Y.). Die Höhe der vorgegebenen Ausgangsleistung bzw. -energie wurde unter Anwendung eines externen Meßgeräts (Gentec ED-200) vor und nach jeder Einzelexposition bestimmt.

Auswertung, histologische Technik
Makroskopische Beurteilung. Unter 10facher Monitorvergrößerung wurde der Versuchsablauf hinsichtlich thermischer Phänomene (Rauch, Verfärbung, Karbonisation, Strukturdeformierung) beobachtet und nach einem standardisierten Protokoll dokumentiert.

Lichtmikroskopische Analyse. Nach Versuchsbeendigung wurden die gekennzeichneten Präparate in 4%ige gepufferte Formalinlösung verbracht. Knorpel-Knochen-Präparate wurden nach der Fixierung in einer Lösung aus Formalin und 10%iger Essigsäure dekalzifiziert und anschließend in Xylen ausgewaschen. Danach erfolgte die Einbettung der Präparate. 4 µm Serienschnitte wurden auf einem konventionellen Mikrotom angefertigt, wobei die Schnittrichtung in Orientierung des Laserstrahls, d.h. senkrecht zur Gewebeoberfläche ausgerichtet war. Die Färbung der Präparate erfolgte mit Haematoxylin-Eosin, nach Masson-Goldner sowie nach Mallory-Azan. In der Goldner- bzw. Azan-Färbung stellen sich zerstörte Kollagenbündel rot dar, während intakte Fasern grün bzw. blau erscheinen, so daß diese Färbungen insbesondere zur differenzierten Darstellung thermischer Alterationszonen geeignet sind [260].

Rasterelektronenmikroskopie. Nach Spülung der Präparate in Cacodylatpuffer wurden die Gewebe in aufsteigender Acetonreihe entwässert, über flüssigem CO_2 getrocknet, mittels Leitsilber auf den Präparateträger montiert und mit Gold-Palladium beschichtet.
 Insgesamt waren 197 Präparate wegen experimenteller Unzulänglichkeiten (fehlerhafter Applikationswinkel, Laser- bzw. Lichtleiterdefekt) oder wegen präpara-

Tabelle 2. Histomorphologische Klassifikation der Präparate im In-vitro-Versuch

Hyaliner Knorpel	Normal-befund	Chondromalazie			
		I.°	II.°	III.°	IV.°
Excimer-Laser	89	57	81	51	27
Nd:YAG-Laser	70	41	59	34	19

Meniskus	Normalbefund			Degeneration	
Zone	I	II	III	I	II
Excimer-Laser	69	58	29	39	20
Nd:YAG-Laser	63	57	25	27	19

Synovialmembran	Normalbefund			Synovitis		
	fibrös	adipös	areolär	fibrös	adipös	areolär
Excimer-Laser	51	71	102	20	31	35
Nd:YAG-Laser	52	65	91	21	19	17

torischer Artefakte (Einreißen des Gewebekraters, Gewebefältelung) nicht auszuwerten. Die Klassifikation der zur histologischen und morphometrischen Analyse zugrundegelegten Präparate ist in Tabelle 2 zusammengestellt.

4.1.2.2 Morphometrische Untersuchungen

Bestimmung von Umrechnungsfaktoren
Die Aussagekraft morphometrischer Analysen an histologischen Präparaten ist durch systematische Fehler eingeschränkt, die in Folge von Schrumpfungsartefakten bei Fixierungs- und Färbevorgängen auftreten [210]. Zur Bestimmung eines Umrechnungsfaktors für die Dimensionen nativer Präparate wurden zusätzlich 27 Meniskus-, 29 Knorpel- und 29 Synovialispräparate als Nativkryoschnitte ausgewertet.

Die Referenzpräparate wurden unter den oben beschriebenen Versuchsbedingungen mit einem XeCl Excimer- bzw. Nd:YAG-Laser exponiert. Anschließend wurden die Präparate in 0,9%iger NaCl-Lösung asserviert und innerhalb von 12 h nach Versuchsbeginn in einem konventionellen Kryomikrotom parallel zur Längsachse des Laserstrahls geschnitten und auf einen Glasobjektträger aufgebracht. Unter einem Lichtmikroskop erfolgte anschließend mit Hilfe eines Meßokulars die Bestimmung der Tiefe und der Breite des durch die Lasereinwirkung erzeugten Gewebekraters. Die Meßergebnisse wurden mit Messungen gleichklassifizierter und unter identischen Bedingungen exponierter H.E.-Präparate korreliert.

Nach Excimer-Laserexposition ergaben sich dabei für fixierte Präparate folgende Umrechnungsfaktoren: Knorpel: $X_{gem} \times 1{,}05$, Meniskus: $X_{gem} \times 1{,}13$ und

Synovialmembran: $X_{gem} \times 1{,}29$. Für Präparate der Nd:YAG-Gruppe ergaben sich folgende Korrekturfaktoren: Knorpel: $X_{gem} \times 1{,}09$; Meniskus: $X_{gem} \times 1{,}19$ und Synovialmembran: $X_{gem} \times 1{,}32$.

Vermessung der Präparate
Die in Formalin fixierten und in Paraffin eingebetteten Präparate wurden in Form von 4 µm Serienschnitten, welche parallel zur Einfallsrichtung des Laserstrahls geführt waren, auf Objektträger aufgebracht und mit H.E. und Azan sowie nach Goldner gefärbt. Zur morphometrischen Analyse gelangte jeweils der histologische Schnitt, welcher die Maximalausdehnung des Gewebedefekts bzw. der Gewebealterationen erkennen ließ. Präparate mit artifiziellen Veränderungen (wellige Oberfläche, Strukturauffaserung, präparatorische Deformierung, unzureichende Fixierung, ungleichmäßige Anfärbung, verkippte Schnittebene) wurden von den Messungen ausgeschlossen.

Zur quantitativen Erfassung der Ablationsgröße wurde die maximale Tiefe des Defektkraters am fixierten und gefärbten Präparat lichtmikroskopisch unter Verwendung eines Meßokulars (Fa. Zeiss, Oberkochen) bestimmt. Die Untersuchung marginaler und basaler Gewebealterationen erfolgte an Hand der Goldner- und Azan-Färbungen. Bei asymmetrischer Ausprägung randständiger Alterationen wurde jeweils der Bereich maximaler Ausdehnung vermessen. Die nachfolgende Auswertung stützte sich auf eine Korrelation der vermessenen Ablations- und Läsionszonen mit den für die Gewebe und die physikalischen Faktoren unter Abschn. 3.6 bzw. 4.1 definierten Versuchsvariablen.

Statistik
Zur statistischen Validierung der Ergebnisse diente der Student-t-Test.

4.1.2.3 Untersuchung optischer Gewebeeigenschaften

Präparation
38 Präparate der Synovialmembran, des hyalinen Gelenkknorpels und des Meniskus wurden im Rahmen von Autopsien gewonnen. Die Gewebeentnahme erfolgte innerhalb von 48 h post mortem. Die unfixierten Gewebeproben wurden in 0,9%iger NaCl-Lösung gespült, in Segmente geschnitten und innerhalb von 24 h im Experiment eingesetzt.

Zur optischen Messung wurden an einem konventionellen Kryomikrotom histologische Schnitte der Schichtdicke 25 µm hergestellt und auf einen Quarzobjektträger aufgebracht. Nach Immersion mit 0,9%iger NaCl-Lösung wurden die Präparate mit einem Quarzdeckglas eingebettet, das zur Verhinderung einer Gewebeaustrocknung allseitig mit transparenter Klebemasse abgedichtet war.

Nach Anfertigen eines Nativpräparats zur optischen Analyse wurde anschließend jeweils ein 4 µm-Schnitt angefertigt und zur lichtmikroskopischen Untersuchung mit H.E. gefärbt. Die morphologische Klassifikation der Präparate erfolgte auf der Grundlage des histologischen Befunds gemäß der in Tabelle 1 definierten Kriterien.

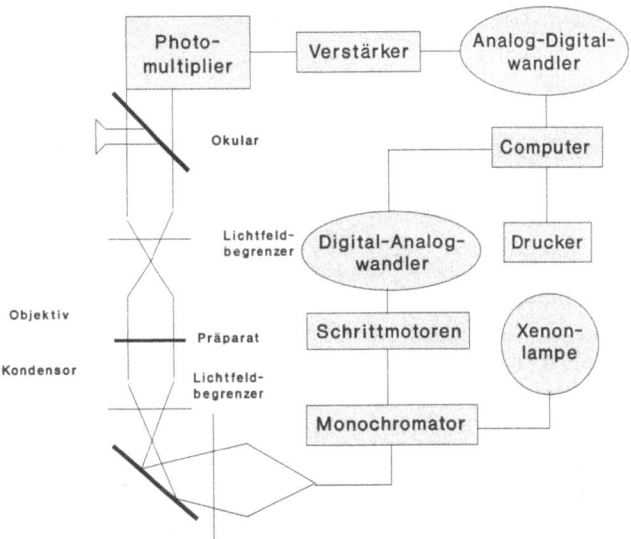

Abb. 6. Schematische Darstellung des Versuchsaufbaus zur Analyse wellenlängenspezifischer optischer Dichten

Versuchsaufbau

Zur Transmissionsmessung wurde das auf einen Quarzobjektträger aufgebrachte 25 µm Nativpräparat in ein Mikrospektrophotometer eingelegt. Hierbei handelt es sich um eine Kombination aus einem Mikroskop (Fa. Zeiss, Oberkochen) und einem Photometer. Diese Methode erlaubt eine ortsaufgelöste Bestimmung der optischen Eigenschaften histologischer Strukturen. Als Lichtquelle diente eine Xenonlampe in Verbindung mit einem Prismenmonochromator.

Das monochromatische Licht wurde durch einen Zeiss-Ultrafluar 32/0,3 Kondensor auf den Objektträger des Mikroskops fokussiert, wobei das zur optischen Messung exponierte Gewebeareal durch eine vorgeschaltete Leuchtfeldblende auf einen Durchmesser von 6 µm limitiert war. Das transmittierte Licht wurde nach Passage durch ein Zeiss-Ultrafluar 100/1,25 Glycerinimmersionsobjektiv auf einen Photomultiplier projiziert. Hierzu wurde ein Multiplier vom Typ R 446 (Fa. Hamamatsu, Japan) verwendet. Das verstärkte und digitalisierte Signal wurde zur Datenerfassung von einem IBM-AT-Personalcomputer gespeichert. Dieser kontrollierte ebenfalls die Wellenlänge und Spaltweite des Monochromators über Schrittmotoren (Abb. 6).

Die Messungen erfolgten über einen Spektralbereich von 250–770 nm bei einer spektralen Auflösung von 10 nm und einer spektralen Bandbreite von <10 nm.

Berechnung der optischen Dichte (OD)

Zur Bestimmung der OD wurde zunächst der Objektträger als Referenz (I_O) vermessen; anschließend wurde das Präparat mit Hilfe der Objekttischjustierung in den Strahlengang eingebracht und die Messung wiederholt (I). Zusätzlich wurde der Dunkelwert der Anlage registriert (I_D). Die OD errechnete sich gemäß folgender Beziehung:

$$OD = \log[I_O - I_D/I - I_D] \ .$$

Statistik
Zur mathematischen Validierung der gewebespezifischen Unterschiede wurde bei der Messung der optischen Dichte der Student-t-Test zugrundegelegt.

4.1.2.4 Biomechanische Untersuchungen

Präparation
Im Rahmen einer statischen Belastungsversuchsreihe wurden 6 Kniegelenke, die in unfixiertem Zustand in Form von Sektionspräparaten zur Verfügung standen, untersucht. Präparate, die makroskopisch degenerative Veränderungen der Gelenkflächen und Menisken, arthritische Veränderungen oder Zeichen einer stattgehabten Meniskus- oder Ligamentläsion aufwiesen, waren von der Studie ausgeschlossen. Die Zuordnung der Präparate zu den Versuchsserien unbehandelter Meniskus, Excimer-Laser, Nd:YAG-Laser erfolgte randomisiert.

Nach Exzision der Subkutan- und Muskelstrukturen unter sorgfältigem Erhalt der Gelenkkapsel wurden der Femur- und Tibiaschaft mittels Polymethylmetacrylat in eine Hülse eingebettet, die mit einer Arretiervorrichtung für den Versuchsaufbau versehen war. Die Arthrotomie erfolgte durch bilaterale, horizontal geführte Inzisionen mit Durchtrennung der Kollateralbänder. Entsprechend der zugeordneten Versuchsserie blieb der Meniskus unbehandelt, oder wurde an seiner Femoralseite flächenhaft mit einem XeCl Excimer-Laser bzw. mit einem Nd:YAG-Laser behandelt.

Anschließend wurden Dehnungsmeßstreifen in radiärer Ausrichtung jeweils im Bereich der pars anterior, intermedia und posterior auf die Tibialseite des Meniskus aufgebracht. Daraufhin erfolgte der Verschluß der Gelenkkapsel, wobei die Kollateralbänder durch Naht rekonstruiert wurden.

Laserapplikation
Die verwendeten Laser- und Lichtleitersysteme entsprechen der Beschreibung auf S. 15. Der XeCl Excimer-Laser wurde mit einer Energiedichte von 40 mJ/mm^2 und einer Repetitionsrate von 40 Hz betrieben. Zur Kontrolle einer gleichmäßigen flächenhaften Gewebeablation bei frei geführtem Lichtleiter wurde der operative Vorgang bei 10facher Vergrößerung mit Hilfe eines Operationsmikroskops kontrolliert. Die der Nd:YAG-Gruppe zugeordneten Präparate wurden bei einer Leistungsdichte von 39 W/mm^2 behandelt, bis makroskopisch ein flächenhafter Effekt unter Ausbildung einer gleichmäßigen Oberflächenstruktur sichtbar wurde.

Dehnungsmeßstreifen-Technik
Die unter Belastung und Bewegung auftretende radiäre Dehnung und Stauchung des Meniskus wurde durch unidirektionale Polyimiddehnungsmeßstreifen (Fa. Kyowa Electronic Instr., Japan) mit einer maximalen Längendehnbarkeit von 10% bei einem Eigenwiderstand von 119,6±0,4 Ω untersucht. Jeweils ein Dehnungsmeßstreifen wurde im Hinterhornbereich, in der Pars intermedia und im Vorderhornbereich an der tibialen Fläche des Meniskus mit Hilfe eines Cyano-

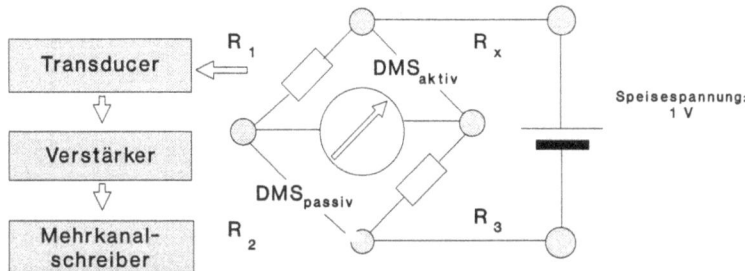

Abb. 7. Prinzip der zur biomechanischen Untersuchung zugrundegelegten Halbbrückenschaltung unter Anwendung eines passiven, temperaturkompensierenden Dehnungsmeßstreifens (R_2) und eines aktiven, am Meniskus angelegten Dehnungsmeßstreifens (R_x)

acrylatklebers fixiert. Das Meßelement wurde über eine Wheatstone-Brücke bei einer Speisespannung von 1 V i.S. einer Halbbrückenschaltung unter Verwendung eines passiven Dehnungsmeßstreifens als temperaturkompensierendes Element an einen Transducer (Fa. Gould, Cleveland, Ohio) gekoppelt (Abb. 7). Die Ermittlung der relativen Längenänderung erfolgte auf der Grundlage einer Shunt-Kalibrierung durch im Nebenschluß geschaltete Eichwiderstände.

Versuchsaufbau
Die in der Versuchsvorrichtung arretierten Präparate wurden unter einer konstanten axialen Belastung von 700 N in eine Gelenkposition von 0°, 30°, 60°, 90° und 120° gebracht. In jeder Position erfolgten die entsprechenden Messungen bei Neutralstellung der Unterschenkelrotation. Die Ergebnisse wurden als Mittelwerte von 10 konsekutiven Bewegungszyklen errechnet.

Statistik
Zur statistischen Differenzierung der Meßwerte diente der Student-t-Test.

4.2 Ergebnisse

4.2.1 Morphologische Untersuchungen

4.2.1.1 Makroskopische Veränderungen

XeCl Excimer-Laser
Unter Lupenbetrachtung ergeben sich nach einer Laserexposition mit einer Repetitionsrate von 10–40 Hz keine Hinweise für thermische Veränderungen. Es entstehen glattberandete, zylindrische Gewebedefekte, wobei in den nicht exponierten Gewebearealen keine makroskopisch faßbaren Alterationen zu beobachten sind.

Bei einer Repetitionsrate von 70 Hz wird erkennbar, daß winzige Gewebepartikel mit hoher Geschwindigkeit aus dem Strukturverband herausgeschleudert werden. Am Boden des Gewebedefekts ist nach Beendigung der Laserexposition ein bräunliches amorphes Material zu erkennen, welches möglicherweise Abbauprodukten des abladierten Gewebes entspricht. Rauchentwicklungen oder Gewebedeformierungen sind nicht erkennbar. Ausdehnung und Morphologie der Strukturdefekte sind bei den untersuchten Geweben abhängig von der an der Gewebeoberfläche deponierten Gesamtenergie.

Nd: YAG-Laser
Rauchentwicklung, Karbonisationen und Gewebedeformierungen lassen sich als Hinweise thermischer Gewebealterationen beobachten. Die weit über das Expositionsareal hinausgehende Strukturdeformierung wird insbesondere bei weniger rigiden Geweben, wie z. B. der Synovialmembran, bereits bei niedrigen Leistungsdichten des Lasers erkennbar. Hierbei zeigt die Synovialmembran eine Faltenaufwerfung mit zentripetaler Faltenkonvergenz. Am hyalinen Knorpel entstehen muldenförmige Gewebedefekte mit einem Durchmesser >3 mm. Die erzeugten Gewebedefekte sind irregulär berandet und zeigen in Abhängigkeit von den vorgegebenen Laserparametern eine erhebliche morphologische Variabilität, wobei makroskopisch 3 grundsätzliche Formen der Gewebealteration zu differenzieren sind:

1. lokale Auftreibung und Vorwölbung des Gewebes im exponierten Areal sowie der Umgebung,
2. explosionsartiges Aufbrechen der Oberflächenschicht in Folge tiefer Gewebedestruktion,
3. unregelmäßig konfigurierte kraterartige Gewebedefekte mit marginaler und basaler Karbonisation.

4.2.1.2 Lichtmikroskopische Untersuchungen

XeCl Excimer-Laser
An allen untersuchten Gewebearten stellen sich glattberandete Substanzdefekte dar, die im Querschnitt ein elliptisches Profil aufweisen. Die Tiefe der Defekte korreliert mit der Höhe der an der Gewebeoberfläche applizierten Gesamtenergie. Die Qualität der erzeugten strukturellen Veränderungen zeigt dabei keine Unterschiede zwischen pathologisch alterierten und normalen Geweben.

In Abhängigkeit von der Höhe der applizierten Energiedosis und der Repetitionsrate des Lasers kommt ein schmaler Randsaum alterierten Gewebes zur Darstellung, der in der H. E.-Färbung eine vermehrte Eosinophilie aufweist und dessen Ausdehnung am Boden des Defekts erheblich größer ist als an den Randpartien (Abb. 8). Bei einer Exposition mit einer Repetitionsrate von 70 Hz werden am Boden des Ablationsdefekts Ansammlungen amorphen Materials und vereinzelt interstitielle Vakuolen sichtbar. Das Ausmaß derartiger Gewebeveränderungen stellt sich bei identischen Expositionsbedingungen am ausgeprägtesten in der Synovialmembran dar, gefolgt vom Meniskusgewebe, während die Veränderungen am hyalinen Knorpel den geringsten Umfang annehmen.

Nd: YAG-Laser
Nach Anwendung des Nd: YAG-Lasers zeigen sich im lichtmikroskopischen Bild polymorphe, unregelmäßig berandete Lakunen, deren Ausdehnung den Bereich

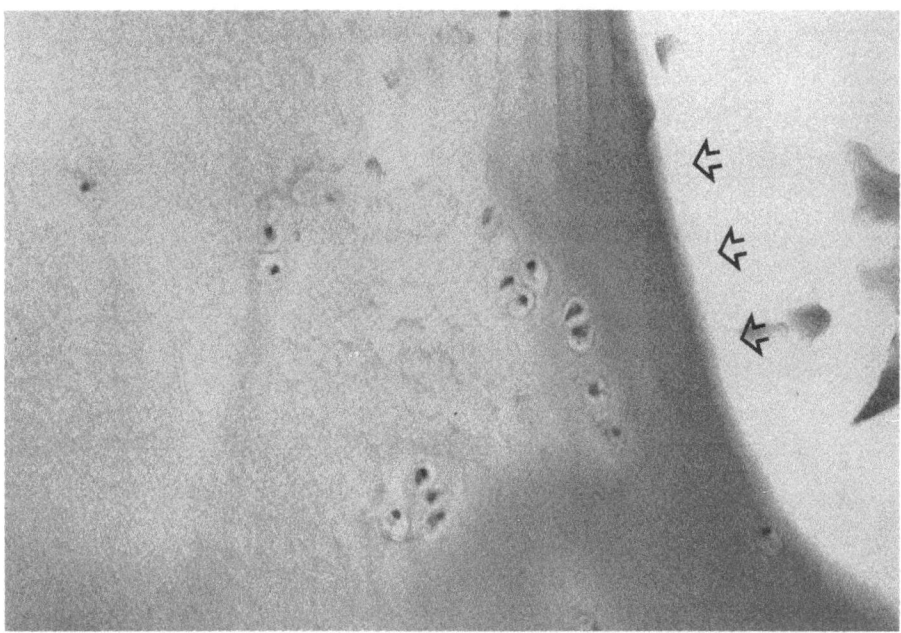

Abb. 8. Morphologische Struktur des Defektrands am hyalinen Knorpel nach Gewebeablation mit dem Excimer-Laser. Energiedichte 40 mJ/mm^2; Repetitionsrate 40 Hz; deponierte Gesamtenergie 16 J. H.E.-Färbung, Vergr. 1:160. Glatt begrenzter Absetzungsrand (*Pfeil*) mit einer schmalen eosinophilen Übergangszone. Kein Nachweis von Karbonisationen

des direkt exponierten Gewebeareals überschreitet. Als Ausdruck thermischer Einflüsse finden sich Areale erhöhter Eosinophilie, vesikulär strukturierte Vaporisationszonen sowie – insbesondere am Grunde von Gewebedefekten – ausgedehnte Karbonisationszonen. Die Faserarchitektur ist hier weitreichend zerstört; vereinzelt zeigen sich Berstungsschäden im Sinne intramuraler Dissoziationen sowie Spaltbildungen mit konsekutiven Rupturen. Die Zellkerne erscheinen im betroffenen Gebiet teilweise verplumpt und teilweise fragmentiert.

Präparate, die einer zur Gewebeabtragung ausreichenden Energiedosis ausgesetzt waren, lassen im Defektbereich eine charakteristische zonale Gliederung erkennen (Abb. 9):

- muldenförmiger Substanzverlust,
- karbonisierte Zone,
- vesikuläre Vaporisationszone,
- eosinophile Koagulationszone.

4.2.1.3 Rasterelektronenmikroskopische Untersuchungen

XeCl Excimer-Laser
Am hyalinen Knorpel stellen sich glattberandete Strukturdefekte dar. Im marginalen Defektbereich sind geringgradig alterierte Stümpfe kollagener Fasern zu er-

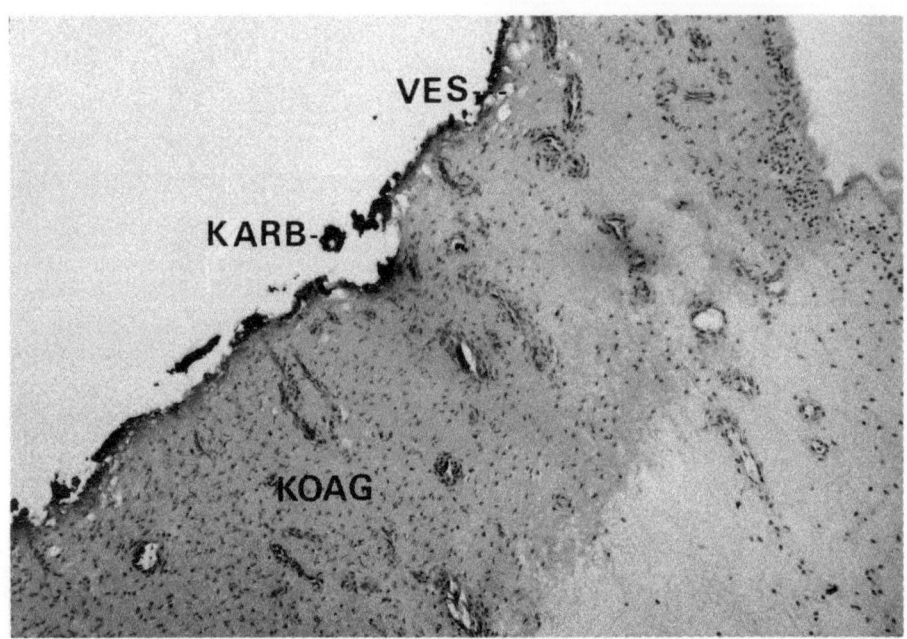

Abb. 9. Morphologische Struktur der Synovialmembran nach Exposition mit dem Nd:YAG-Laser. Leistungsdichte 57 W/mm^2; deponierte Gesamtenergie 32 J, H.E.-Färbung, Vergr. 1:63. Tiefreichende strukturelle Läsionen und morphologische Zeichen thermischer Schädigungen. Die Läsion läßt eine typische zonale Gliederung erkennen: mit verkohltem Gewebe belegte Karbonisationszone (*Karb*), durch interstitielle vakuolenartige Formationen charakterisierte Vesikulärzone (*Ves*), eosinophile Koagulationszone (*Koag*)

kennen, wobei die Architektur der Gewebestruktur unbeeinträchtigt ist (Abb. 10). Diese Randzonen sind von einem dünnen Film amorphen Materials überzogen. Die Mündung des Knorpeldefekts weist einen erhabenen Randwall auf, welcher von amorpher Struktur ist und sich möglicherweise aus Abbauprodukten des Gewebes rekrutiert (Abb. 11). In der Peripherie dieses Randwalls ist konstant eine Einsenkung der Oberflächenstruktur zu erkennen, die auf einen durch Vaporisation bedingten Substanzverlust hinweist.

Ähnliche Strukturveränderungen finden sich am Meniskus (Abb. 12). Vereinzelt stellen sich hier die Stümpfe der im Abtragungsbereich exponierten kollagenen Fibrillen in Form alterierter Gewebekonglomerate dar. Die qualitativen Strukturveränderungen zeigen keine Unterschiede zwischen normalem Gewebe und Gewebeverbänden, die im Rahmen vorbestehender Degenerationen vorgeschädigt sind.

An der Synovialmembran finden sich vereinzelt amorphe Oberflächenauflagerungen, welche Fibrinpräzipitaten entsprechen könnten (Abb. 13). Die darüber hinaus induzierten Strukturveränderungen entsprechen qualitativ den an Meniskus und hyalinem Knorpelgewebe beobachteten Alterationen.

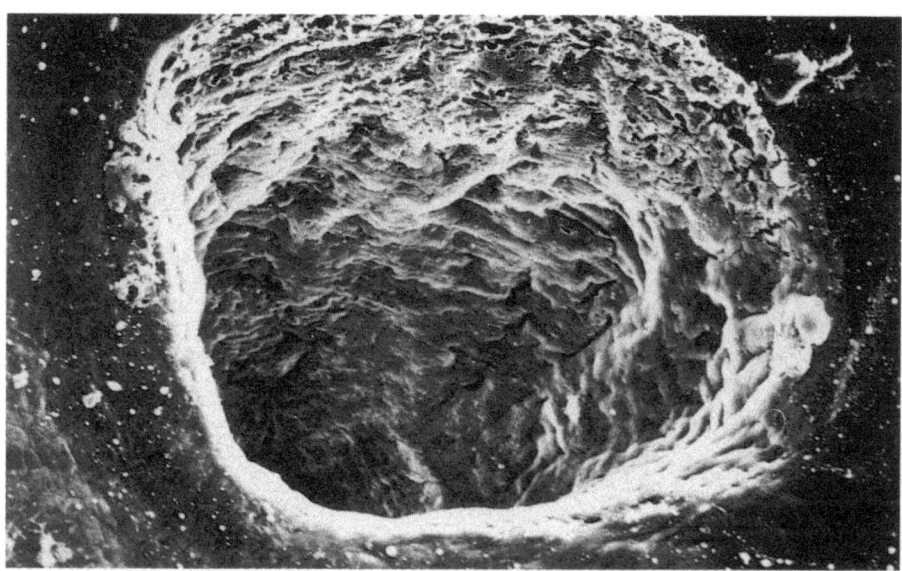

Abb. 10. Glattberandeter Defekt im hyalinen Knorpel durch Excimer-Laserablation. Energiedichte 40 mJ/mm²; Repetitionsrate 70 Hz; deponierte Gesamtenergie 56 J, REM, Vergr. 1:64,5. Die in ihrer Architektur unversehrten kollagenen Faserstümpfe liegen am Rand des Defektkraters frei zutage

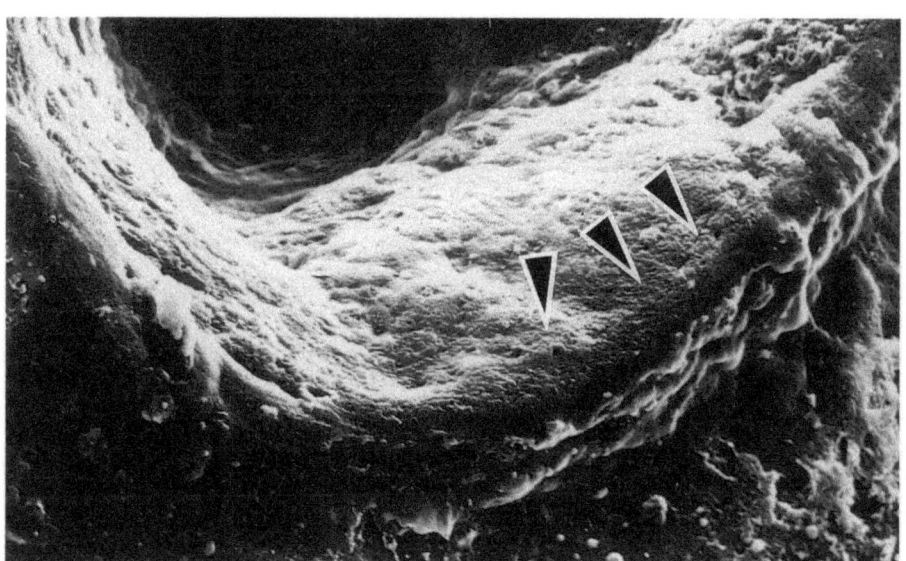

Abb. 11. Randbereich der Ablationszone am hyalinen Knorpel. XeCl Excimer-Laser; Energiedichte 40 mJ/mm²; Repetitionsrate 70 Hz; deponierte Gesamtenergie 56 J, REM, Vergr. 1:121. Durch eine Aggregation von Ablationsprodukten und denaturiertem Gewebe aufgeworfener Randwall (*Pfeil*)

28 In-vitro-Analysen

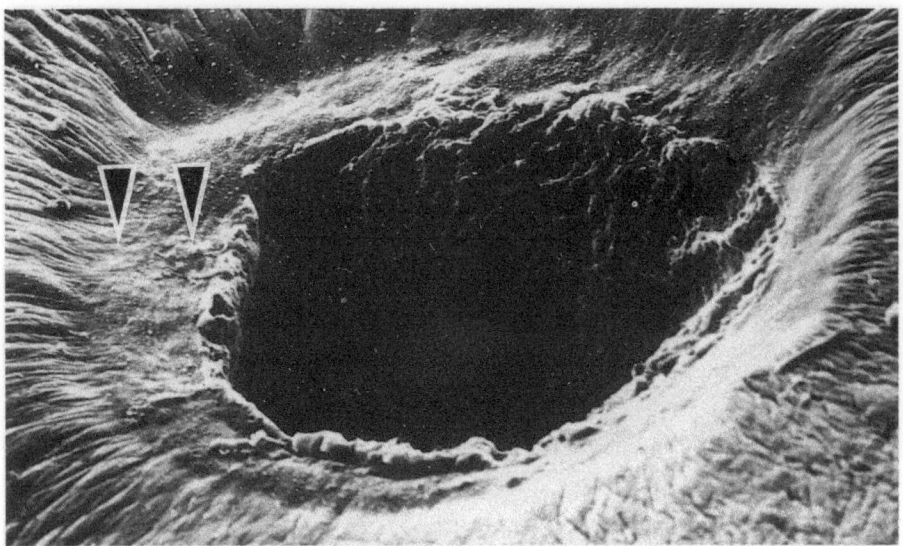

Abb. 12. Defektzone des Meniskus nach Excimer-Laserablation. Energiedichte 40 mJ/mm²; Repetitionsrate 40 Hz; deponierte Gesamtenergie 40 J, REM, Vergr. 1:53. Einsenkung der Gewebeoberfläche im marginalen Grenzbereich des Ablationsgebietes (*Pfeil*), die auf einen durch Verdunstung bedingten Substanzverlust hinweist

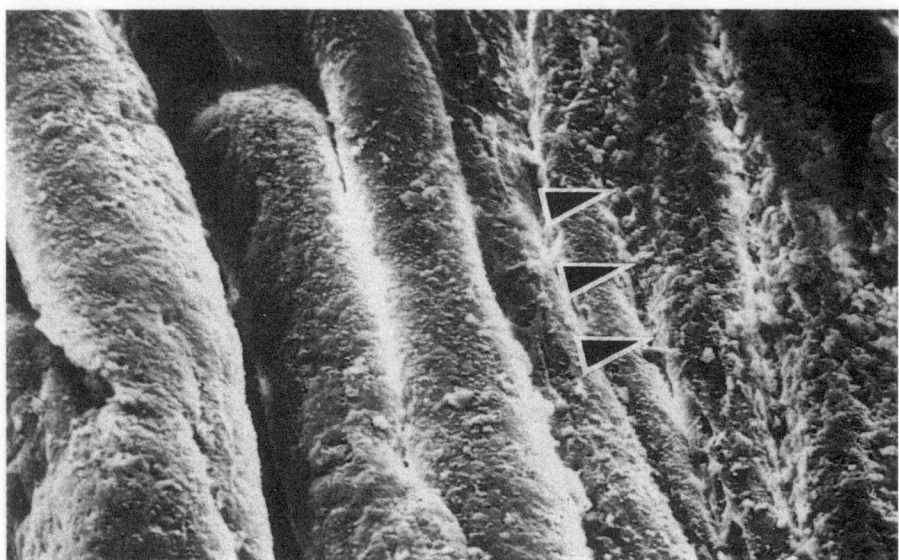

Abb. 13. Synovialmembran nach Excimer-Laserablation. Energiedichte 40 mJ/mm²; Repetitionsrate 10 Hz; deponierte Gesamtenergie 4 J, REM, Vergr. 1:126. Selektive Abtragung der oberflächlichen Synovialisschicht ohne Beeinträchtigung basaler Strukturen (*Pfeil*). Keine morphologischen Veränderungen des nichtexponierten Synovialgewebes (im *Vordergrund*)

Ergebnisse 29

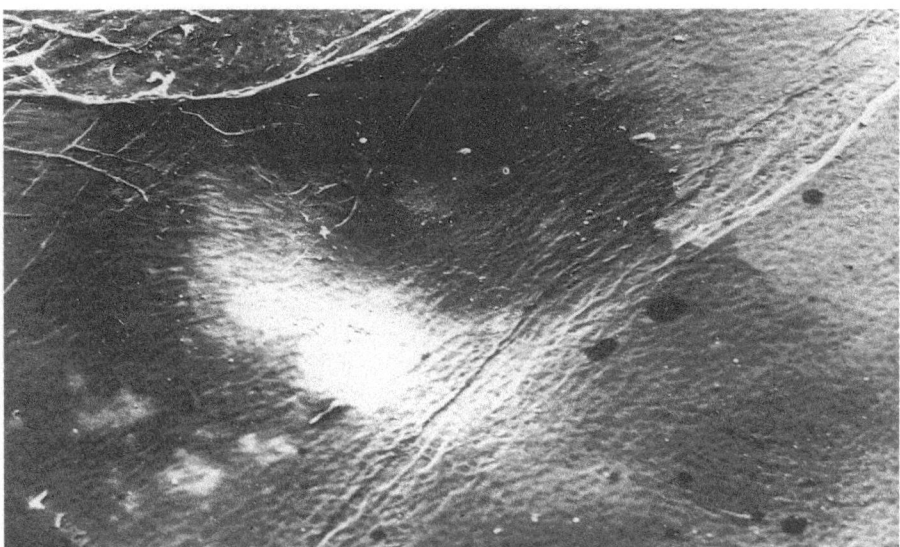

Abb. 14. Hyaliner Knorpel nach Nd: YAG-Laserexposition. Leistungsdichte 57 W/mm^2; deponierte Gesamtenergie 48 J, REM, Vergr. 1:25,5. Muldenförmige Deformierung ohne Hinweise für Strukturaufbrüche

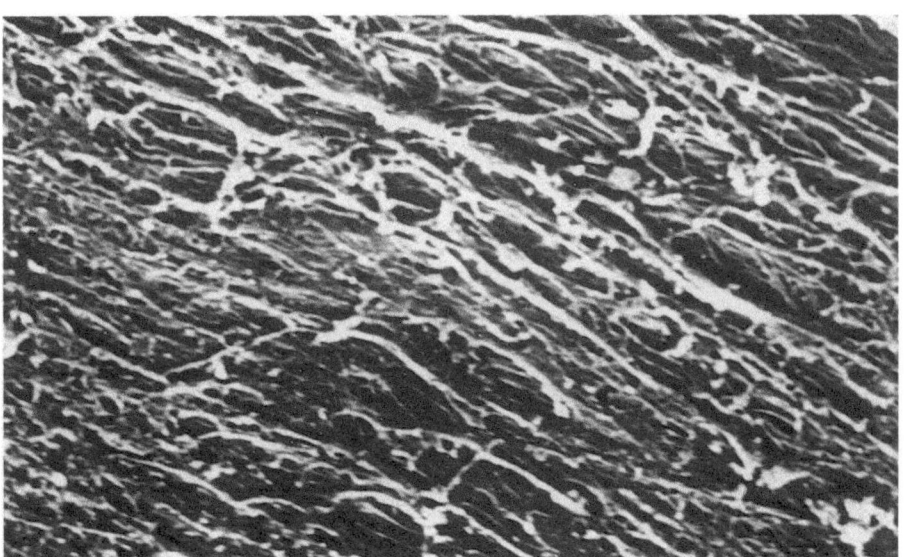

Abb. 11. Randbereich der Ablationszone am hyalinen Knorpel. XeCl Excimer-Laser; Energiedichte 40 mJ/mm^2; Repetitionsrate 70 Hz; deponierte Gesamtenergie 56 J, REM, Vergr. 1:121. Durch eine Aggregation von Ablationsprodukten und denaturiertem Gewebe aufgeworfener Randwall (*Pfeil*)

30 In-vitro-Analysen

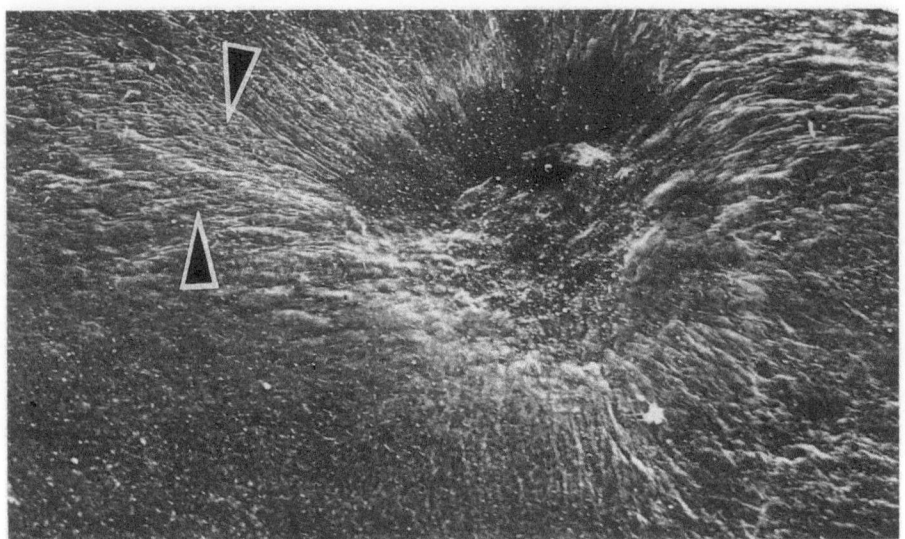

Abb. 16. Meniskus nach Nd:YAG-Laserexposition. Leistungsdichte 75 W/mm^2; deponierte Gesamtenergie 96 J, REM, Vergr. 1:16,5. Muldenförmiger Strukturdefekt mit Darstellung einer Verwerfung der angrenzenden Oberflächenstruktur (*Pfeil*)

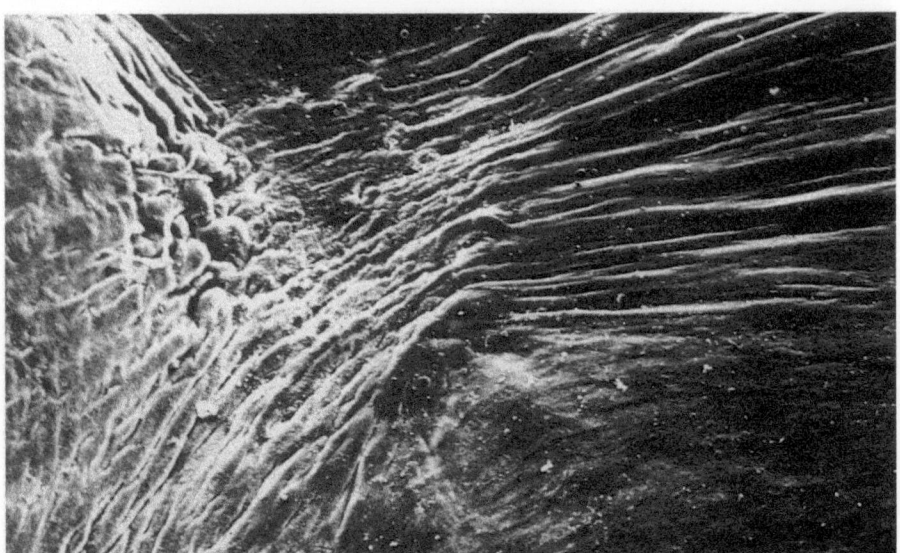

Abb. 17. Synovialmembran nach Nd:YAG-Laserexposition. Leistungsdichte 39 W/mm^2; deponierte Gesamtenergie 33 J, REM, Vergr. 1:18,9. Auf das Zentrum der Laserapplikation ausgerichtete Konvergenz synovialer Falten als Ausdruck einer tiefgreifenden thermischen Gewebealteration

Nd: YAG-Laser
Am hyalinen Knorpel werden muldenförmige Deformierungen erzeugt, in deren Umgebung kollagene Faserbündel frei zutageliegen (Abb. 14). Die Deckschicht weist eine porige Auflockerung sowie zahlreiche lakunäre Randaufbrüche auf, die möglicherweise auf einen Austritt interstitieller Gasmassen zurückzuführen sind (Abb. 15). In Umgebung des Defekts kommen Auflagerungen aus Gewebetrümmern bzw. amorphem Material zur Darstellung.

Am Meniskus finden sich muldenförmige Gewebedefekte, in deren Nachbarschaft Gewebeaufbrüche, aufgelagerte Gewebetrümmer und Verdampfungslücken zu erkennen sind (Abb. 16).

Die Synovialmembran weist ebenfalls im Defektbereich morphologische Zeichen einer thermischen Schädigung auf. Hier finden sich Gewebeaufwerfungen mit einer auf das Zentrum des Defekts ausgerichteten Faltenkonvergenz (Abb. 17).

4.2.2 Morphometrische Analysen

4.2.2.1 XeCl Excimer-Laser

Messung der Ausdehnung basaler Strukturalterationen an normalen Geweben
Unabhängig von der Größe der an der Gewebeoberfläche deponierten Gesamtenergie nimmt die lichtmikroskopisch zu beobachtende basale Zone der durch die Laseranwendung erzeugten Strukturveränderungen bei einer Repetitionsrate von 10–40 Hz gewebeabhängig eine weitgehend konstante Ausdehnung ein: hyaliner Knorpel 14,1±1,3 µm; Meniskus 20,8±0,8 µm und Synovialmembran 22,3±1,2 µm. Die Ausdehnungen der Alterationszonen unterscheiden sich gewebespezifisch signifikant ($p < 0,05$).

Bei Erhöhung der Repetitionsrate auf 70 Hz nimmt die Breite der alterierten Zone innerhalb der gleichen Gewebeart im Vergleich zu niederen Repetitionsraten signifikant zu ($p < 0,01$): hyaliner Knorpel 32,0±6,3 µm; Meniskus 39,0±4,9 µm und Synovialmembran 42,5±7,3 µm.Hierbei ist es mikroskopisch nicht eindeutig zu entscheiden, in wie fern es sich um Läsionen autochtonen Gewebes oder um aufgelagerte Ablationsprodukte handelt.

Tabelle 3. Mittelwerte der morphometrisch bestimmten Ausdehnung [µm] basaler und marginaler Läsionszonen am gesunden hyalinen Knorpel, Meniskus und der Synovialmembran. Abhängigkeit des Meßergebnisses von der zugrundegelegten histologischen Färbung. Messungen bei einer konstanten Energiedichte von 40 mJ/mm^2 und einer Repetitionsrate von 40 Hz

	Färbung	H.E.	Goldner	Azan
Hyaliner Knorpel	Marginal	11,3±0,9	13,3±1,2	13,0±0,8
	Basal	12,0±1,1	14,1±1,3	13,2±0,8
Meniskus	Marginal	14,9±0,9	18,1±1,1	17,2±0,7
	Basal	17,3±1,0	20,8±0,8	20,1±0,6
Synovialmembran	Marginal	16,3±1,0	19,2±0,7	18,9±0,9
	Basal	20,1±0,9	22,3±1,2	20,8±0,9

Die Mittelwerte und Standardabweichungen für die Ausdehnung der marginalen und basalen Randläsionen an Knorpel-, Meniskus- und Synovialgewebe sind in Tabelle 3 zusammengestellt.

Messung der gewebespezifischen Ablationsraten an normalen und pathologisch veränderten Strukturen
Beim chondromalazisch veränderten Knorpelgewebe der Klassifikation I–III nach Outerbridge unterscheiden sich die gemessenen Ablationsraten unter konstanten Expositionsbedingungen signifikant von gesundem hyalinen Knorpelgewebe dahingehend, daß sich die Ablationsrate mit wachsendem Degenerationsgrad erhöht ($p < 0{,}05$). Hochsignifikant ist der Unterschied der Ablationsraten zwischen normalen und als Chondromalazie IV. Grades klassifizierten Geweben ($p < 0{,}001$). Da es sich hierbei um eburnisierte Gelenkflächen handelt, liegt den Untersuchungen dieser Präparate eine anatomisch völlig andersartige Struktur zugrunde, womit die veränderte Ablationsrate ihre Erklärung findet.

Am Meniskusgewebe besteht in bezug auf die Ablationsraten kein signifikanter Unterschied zwischen der avaskulären Zone I und der mikrovaskularisierten Zone II. Eine signifikante Erhöhung der Ablationsrate ergibt sich in Anwesenheit degenerativer Veränderungen ($p < 0{,}05$). Bei identischen Expositionsparametern ist die Tiefe des Ablationskraters in der Zone III gegenüber den übrigen Meniskusarealen signifikant vergrößert ($p < 0{,}001$). Hierbei zeigt sich anhand der Größe der ermittelten morphometrischen Ergebnisse, daß die Zone III des Meniskus hinsichtlich der Größe der gemessenen Ablationen und entsprechend ihrer anatomischen Struktur dem Bereich synovialer Gewebe zuzuordnen ist.

Weitgehend vergleichbare Ergebnisse zeigen die Ablationsmessungen bei den morphologischen Untergruppierungen der Synovialmembran (Abb. 18): Sowohl unter dem Aspekt einer anatomisch-morphologischen Differenzierung als auch in bezug auf vorbestehende synovitische Veränderungen lassen sich keine signifikanten Unterschiede ableiten.

Messung der gewebespezifischen basalen Läsionszonen an normalen und pathologisch veränderten Strukturen
Ein Vergleich der Ausdehnung unter identischen Laserparametern erzeugter basaler Läsionszonen an normalem und an chondromalazisch vorgeschädigtem Knorpelgewebe läßt erkennen, daß der Grad degenerativer Veränderungen keine signifikanten quantitativen Unterschiede bedingt. Die Gesamtausdehnung der alterierten Gewebezone umfaßt bei einer Repetitionsrate von 40 Hz unter Berücksichtigung des eingangs eingeführten Korrekturfaktors eine Spannweite von 13–16 µm.

Bei einer Vermessung der basalen Läsionszone am Meniskus, deren Ausdehnung im Bereich von 19–21 µm liegt, lassen sich auch bei pathologisch veränderten Gewebestrukturen keine signifikanten quantitativen Unterschiede gegenüber normalen Gewebestrukturen ableiten.

Abb. 18 a–c. Messung der gewebespezifischen Ablationsraten an normalen und pathologisch veränderten Geweben. XeCl Excimer-Laser. **a** Hyaliner Knorpel, **b** Meniskus, **c** Synovialmembran. Konstant: Energiedichte 40 mJ/mm^2; Repetitionsrate 40 Hz

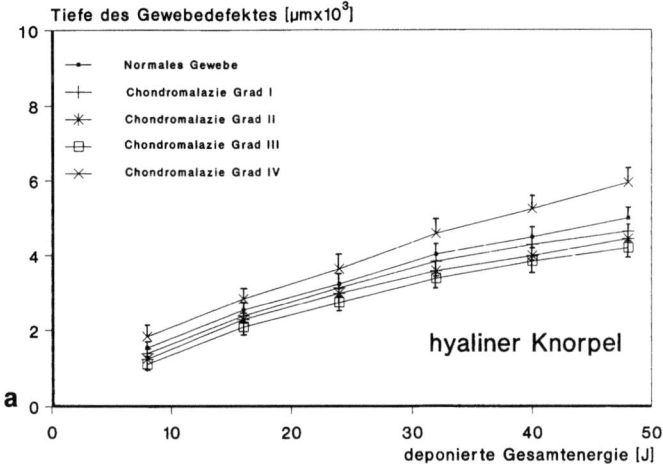

a

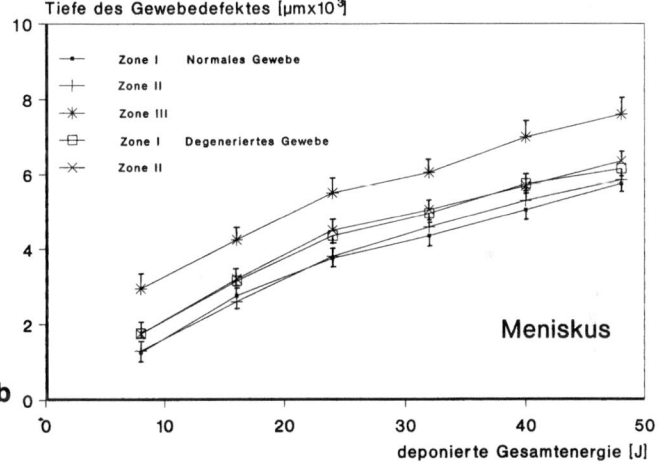

b

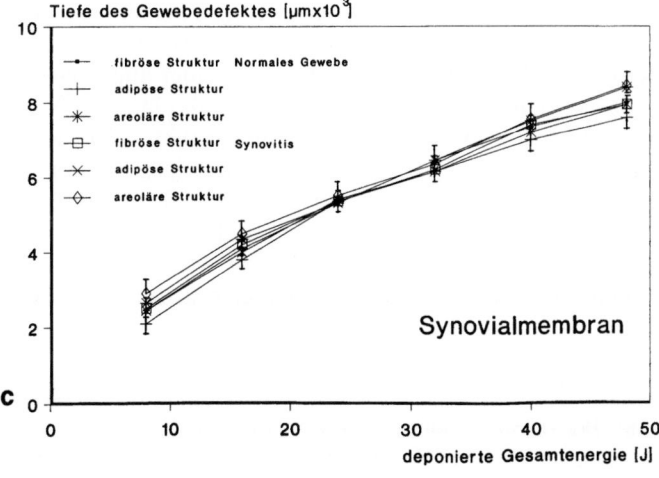

c

Unter den analysierten Gewebearten findet sich an synovialen Strukturen unabhängig vom anatomischen bzw. histopathologischen Subtyp mit einem Bereich von 20–24 µm die größte Ausdehnung der basalen Alterationszone, ohne daß sich signifikante morphometrische Relationen zur jeweiligen histologischen Struktur bzw. vorbestehenden entzündlichen Veränderungen ableiten lassen.

4.2.2.2 Nd: YAG-Laser

Messung der basalen Läsionszonen an normalen Geweben
Bei identischer Größe der applizierten Gesamtenergie besitzt die Ausdehnung morphologisch faßbarer laserinduzierter Gewebeveränderungen am hyalinen Knorpel das geringste Ausmaß, gefolgt vom Meniskusgewebe und der Synovialmembran (Abb. 19). Bei einer vorgegebenen Leistungsdichte von 93 W/mm^2 beträgt die durchschnittliche Schichttiefe, in der sich nach einer Expositionsdauer von 5 s laserinduzierte Veränderungen nachweisen lassen, unter Berücksichtigung des eingeführten Korrekturfaktors 5,1±0,2 mm für hyalinen Knorpel, 5,5±0,2 mm für Meniskusgewebe und 5,7±0,3 mm für Synovial(kapsel-)gewebe.

Bei einer Interpretation der im Bereich höherer Energiedichten an der Synovialmembran gewonnenen morphometrischen Daten ist einschränkend zu berücksichtigen, daß sich die Ausdehnung der Alterationszone teilweise bis in das periartikuläre Gewebe erstreckt, womit der mikroskopischen Analyse ein anderes histologisches Substrat zugrundeliegt.

Morphometrische Analyse der beobachteten strukturellen Alterationsformen
Die Erzeugung karbonisierter und vesikulär transformierter Strukturen ist gewebespezifisch bei vorgegebener Leistungsdichte an die Größe der an der Gewebeoberfläche deponierten Gesamtenergie gebunden, welche unter den gegebenen Versuchsbedingungen für die Karbonisation am Knorpel bei >50 J, am Meniskus >40 J und an der Synovialmembran >30 J liegt. Vesikuläre Strukturmuster werden am Knorpel >25 J und am Meniskus >15 J beobachtet und sind an der Synovialmembran bereits bei 8 J nachweisbar.

Die Ausdehnung der betreffenden Zonen ist aus Abb. 20 ersichtlich. Hinsichtlich der Tiefenausdehnung der jeweiligen Schichten sind morphometrische Relationen abzuleiten, die sich zur Charakterisierung des gewebespezifischen Verhaltens heranziehen lassen. So beträgt bei einer applizierten Gesamtenergie von 130 J das Verhältnis Karbonisationszone: Vesikulärzone: Koagulationszone am hyalinen Knorpel 0,15:0,33:1; am Meniskus 0,21:1,30:1 und an der Synovialmembran 0,46:1,59:1. Hiermit ist die Synovialmembran besonders disponiert zur Ausbildung karbonisierter und vesikulärer Strukturen, während sich am hyalinen Knorpel auch durch Applikation höherer Energiedosen vorwiegend Gewebekoagulationen induzieren lassen. Das Meniskusgewebe nimmt hinsichtlich des qualitativen Ausmaßes der beobachteten strukturellen Veränderungen hierbei eine Intermediärposition ein.

Abb. 19a–c. Ausdehnung der basalen Läsionszone in Abhängigkeit von Expositionsdauer und Leistungsdichte. Nd: YAG-Laser. **a** Hyaliner Knorpel, **b** Meniskus, **c** Synovialmembran

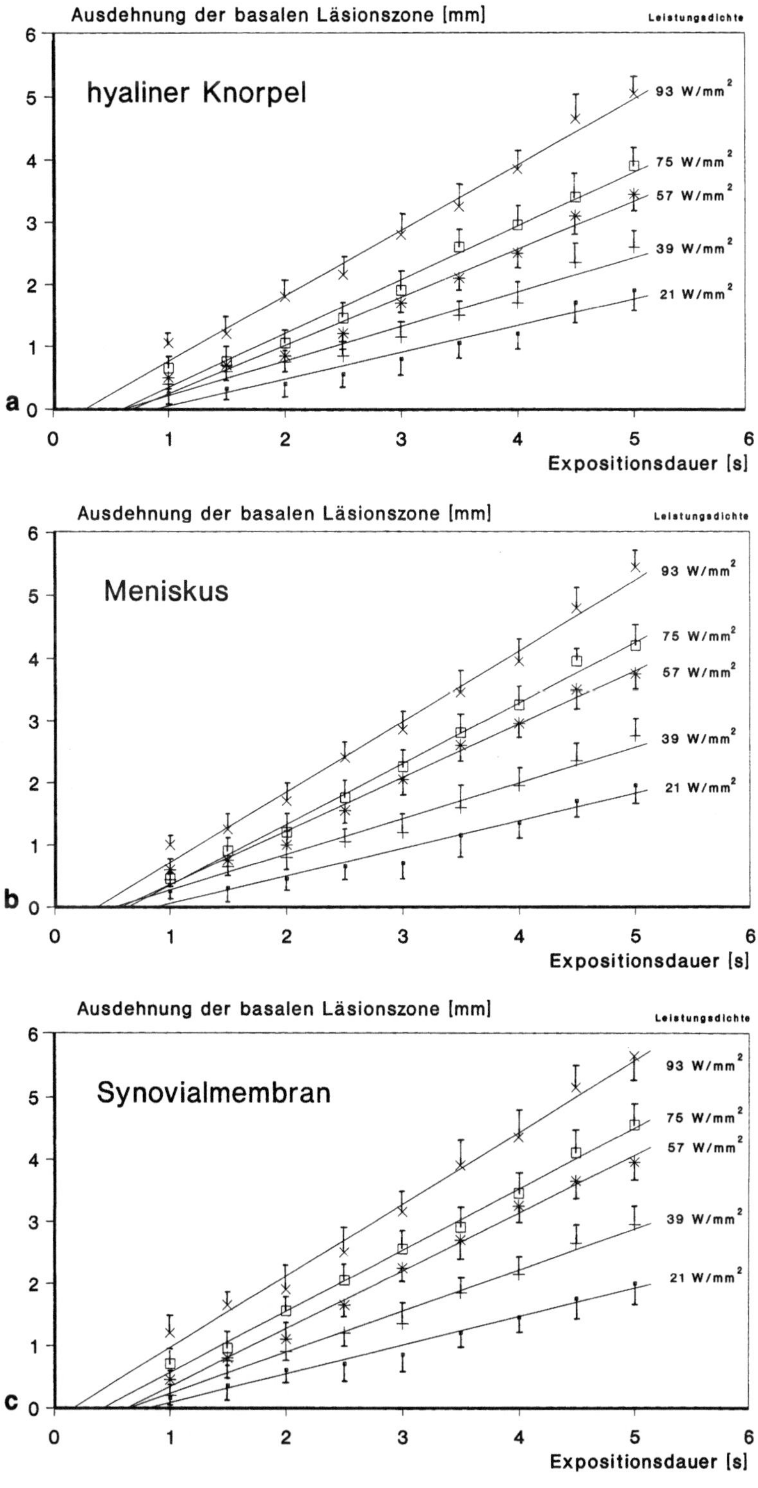

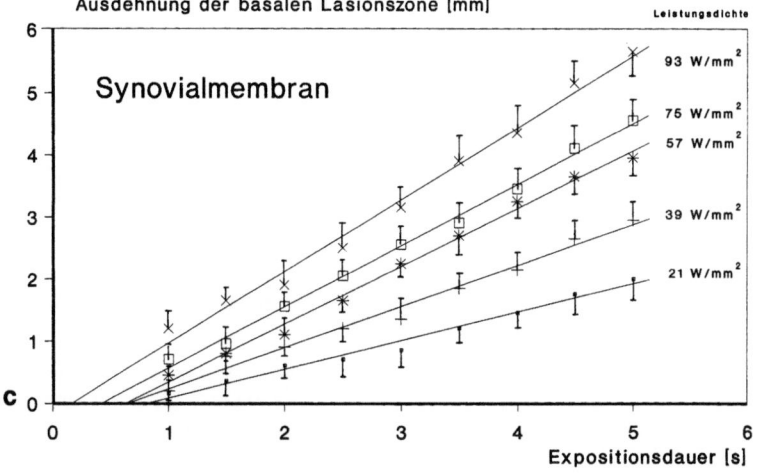

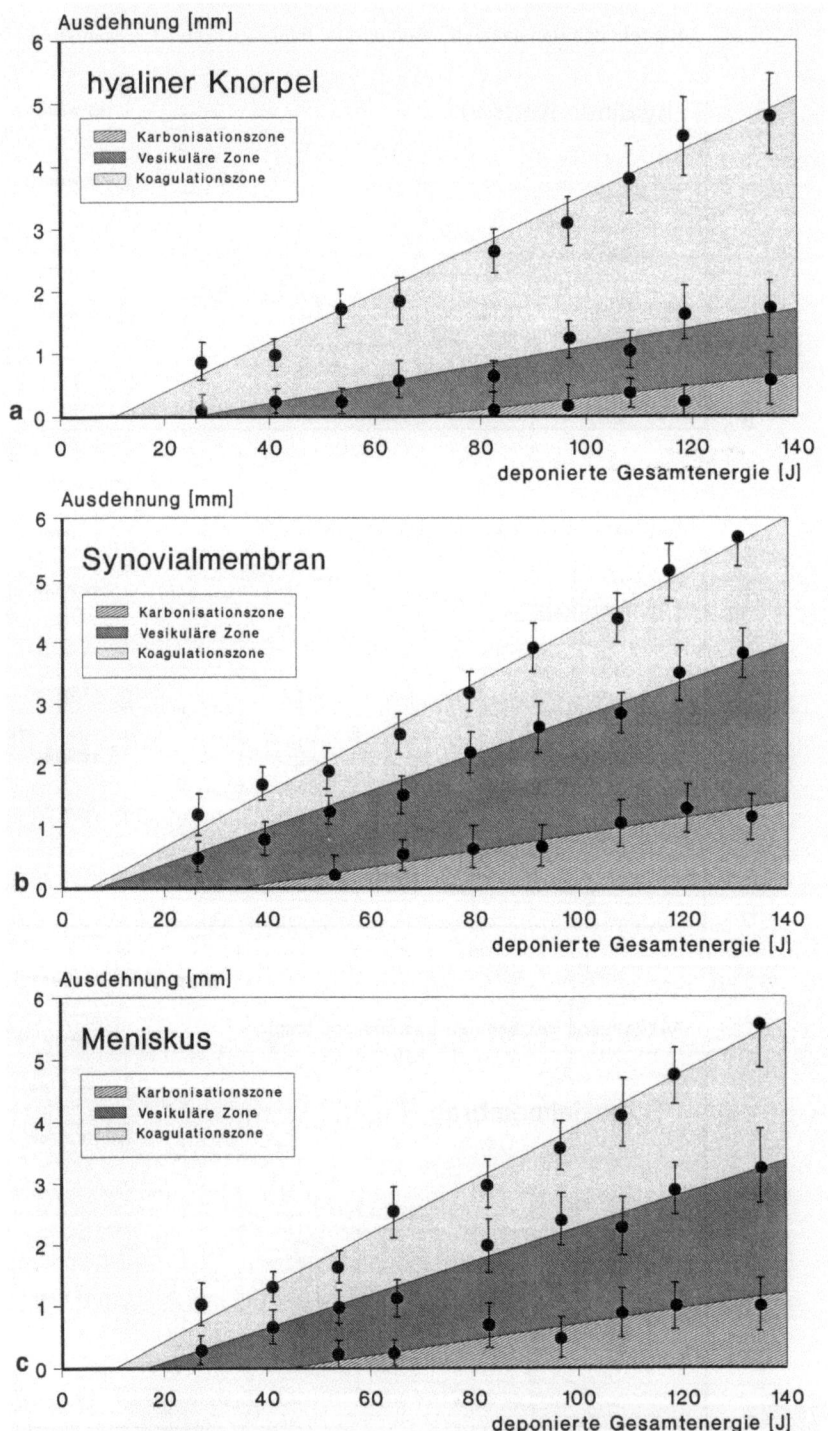

Abb. 20a–c. Mittlere Ausdehnung der Karbonisations-, Vesikulär- und Koagulationszonen nach Nd:YAG-Laserexposition. Konstante Leistungsdichte 93 W/mm^2. **a** Hyaliner Knorpel, **b** Meniskus, **c** Synovialmembran.

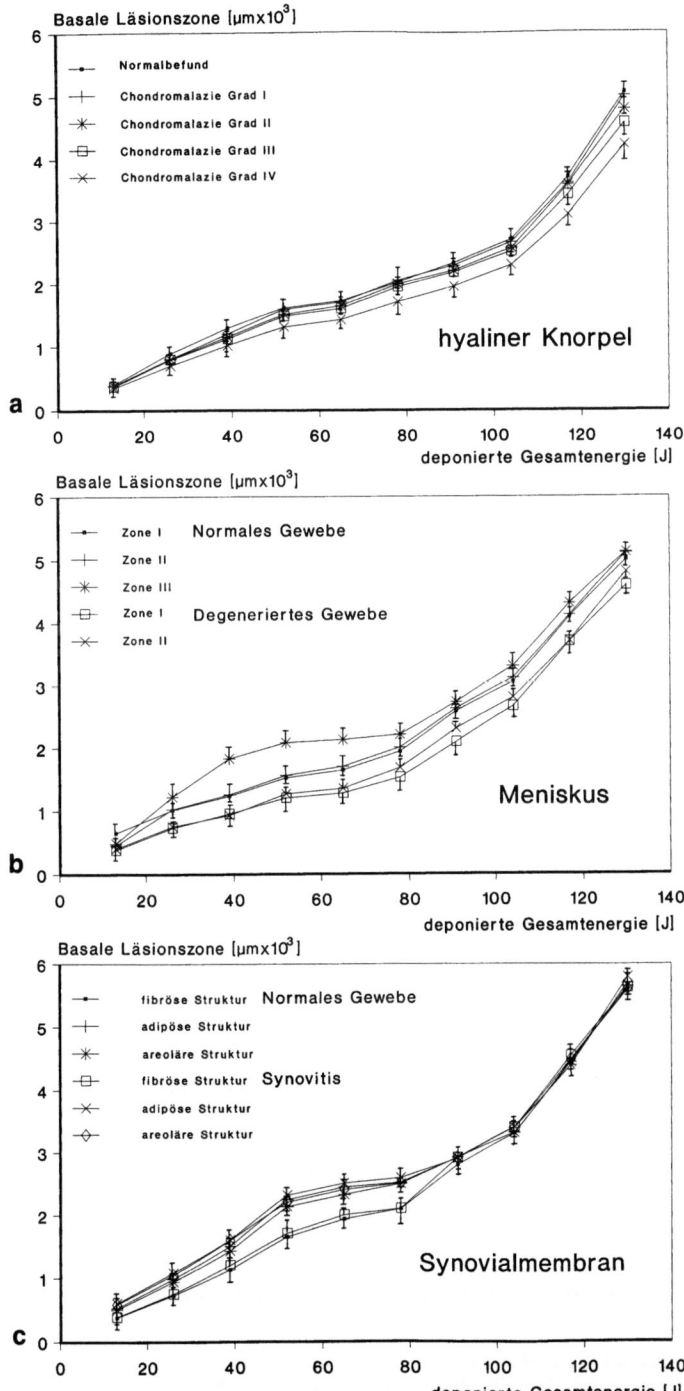

Abb. 21a–c. Ausdehnung der laserinduzierten basalen Läsionszone an normalen und pathologisch veränderten Gewebestrukturen. Nd:YAG-Laser. Konstante Leistungsdichte 93 W/mm².
a Hyaliner Knorpel, b Meniskus, c Synovialmembran

*Messung der basalen Alterationszonen an normalen
und pathologisch veränderten Geweben*

Die Abb. 21 gibt die Ausdehnung der basalen Gewebealteration an Knorpel-, Meniskus- und Synovialstrukturen in Relation zur am Gewebe deponierten Gesamtenergie wieder. Hierbei zeigt die Synovialmembran bei einer deponierten Gesamtenergie >30 J eine signifikant größere Ausdehnung der Läsionszone ($p<0,01$) im Vergleich zu Meniskus- und Knorpelgewebe, das von allen untersuchten Strukturen das geringste Alterationsareal aufweist.

Bei einer differenzierten Betrachtung des hyalinen Gelenkknorpels unter Berücksichtigung der anatomisch-pathologischen Subklassifikation zeigt sich kein statistisch gesicherter Zusammenhang zwischen der Tiefenausdehnung laserinduzierter Alterationen und dem vorbestehenden Degenerationsgrad des exponierten Gewebes, wenngleich die Meßwerte eine Tendenz zur Reduktion der Tiefenausdehnung mit wachsendem Degenerationsgrad erkennen lassen (Abb. 21a).

Degenerativ verändertes Meniskusgewebe der Zonen I und II zeigt im Vergleich zu normalem Meniskusgewebe der gleichen Zonen eine signifikant geringere Tiefenausdehnung der laserinduzierten strukturellen Veränderungen ($p<0,05$) (Abb. 21b). Hinsichtlich einer Differenzierung der avaskulären und mikrovaskularisierten Meniskuszonen sind dagegen keine signifikanten Unterschiede abzuleiten.

Am Synovialgewebe finden sich unter den anatomischen Differenzierungskriterien fibröse, adipöse und areoläre Struktur keine signifikanten morphometrischen Unterschiede. Dies mag im wesentlichen darin begründet sein, daß bei hohen Leistungsdichten bzw. einer hohen am Gewebe deponierten Gesamtenergie und konsekutiver Penetration der Synovialmembran das periartikuläre, aus ligamentären, fibrösen und adipösen Komponenten bestehende Gewebe, das für die Eindringtiefe ausschlaggebende anatomische Korrelat bildet. Bei entzündlich verändertem Synovialgewebe (Abb. 21c) wurde hingegen im Vergleich zur nicht vorgeschädigten Struktur bei Applikation einer Gesamtenergie <90 J für adipöse und areoläre Strukturen eine signifikant verringerte Ausdehnung der Läsionszone gemessen ($p<0,01$).

4.2.3 Untersuchung optischer Gewebeeigenschaften

4.2.3.1 Optische Dichte normaler Gelenkstrukturen

Die Ergebnisse der digitalisierten und rechnerisch gemittelten optischen Dichten histologisch normaler Gewebe sind in Abb. 22 wiedergegeben. Alle untersuchten Strukturen weisen ein Absorptionsmaximum zwischen 250 und 290 nm auf. Im sichtbaren Spektralbereich stellt sich bei den untersuchten Geweben mit zunehmender Wellenlänge eine Abnahme der optischen Dichte dar, womit diese Strukturen in Wellenlängenbereichen oberhalb 450 nm über keine optisch relevanten Chromophoren verfügen.

Knorpel-, Meniskus- und Synovialgewebe zeichnen sich im untersuchten Spektralbereich jeweils durch gewebespezifische, in allen Meßreihen reproduzierbare optische Eigenschaften aus: hierbei ist der hyaline Knorpel durch eine maximale Absorption am ultravioletten Ende des untersuchten Spektrums sowie bei 290 nm

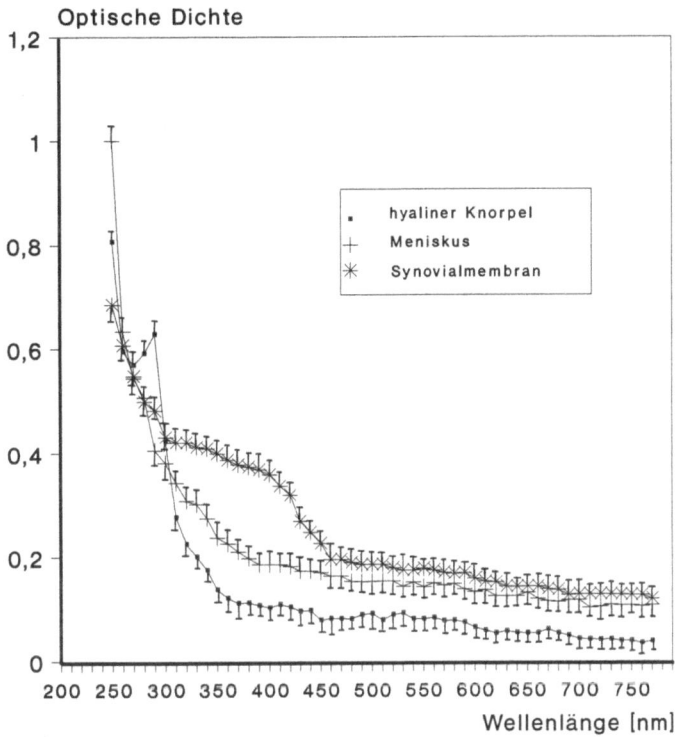

Abb. 22. Optische Dichte von hyalinem Knorpelgewebe, Meniskus- und Synovialgewebe

charakterisiert. Das Meniskusgewebe besitzt seine maximale optische Dichte bei 250 nm. Zu größeren Wellenlängen hin fällt die optische Dichte ohne Darstellung weiterer Maxima kontinuierlich ab. Synoviale Strukturen zeigen ein vergleichbares Spektralverhalten, wobei sich im Bereich von 320–440 nm eine erhöhte optische Dichte darstellt.

4.2.3.2 Gewebespezifische optische Dichten

Hyaliner Knorpel
Die Abb. 23a stellt das Spektralverhalten chondromalazisch alterierter Knorpelstrukturen im Vergleich zu intaktem Gewebe dar. Die optische Dichte erhöht sich im untersuchten Spektralbereich mit zunehmendem Degenerationsgrad gegenüber normalem Gewebe ($p<0,01$), wobei die ausgeprägtesten Abweichungen von normalem Gewebe bei den als Chondromalazie IV. Grades klassifizierten Strukturen gemessen wurden ($p<0,001$).

Meniskus
Degenerierte Gewebe der Zone I und II und normale Vergleichsstrukturen lassen ein Absorptionsmaximum im kurzwelligen Spektralbereich erkennen (Abb. 23b). Im Vergleich zu normalem Gewebe bedingen vorbestehende Degenerationen keine

40 In-vitro-Analysen

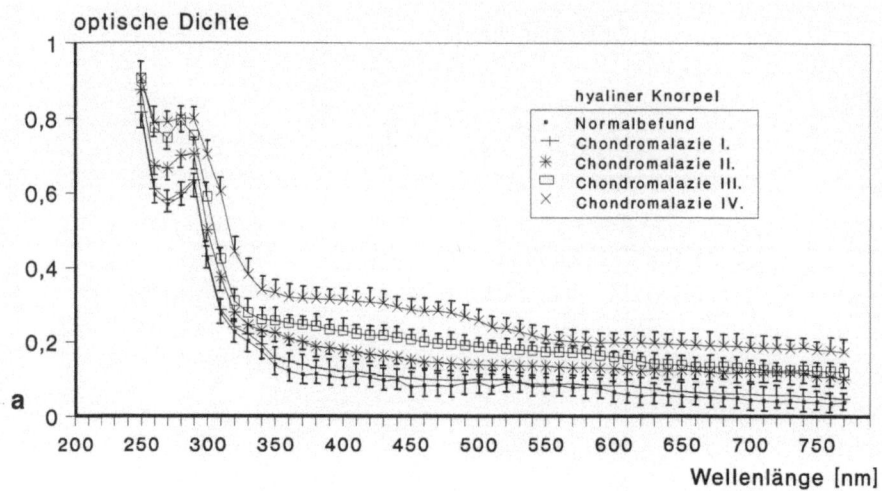

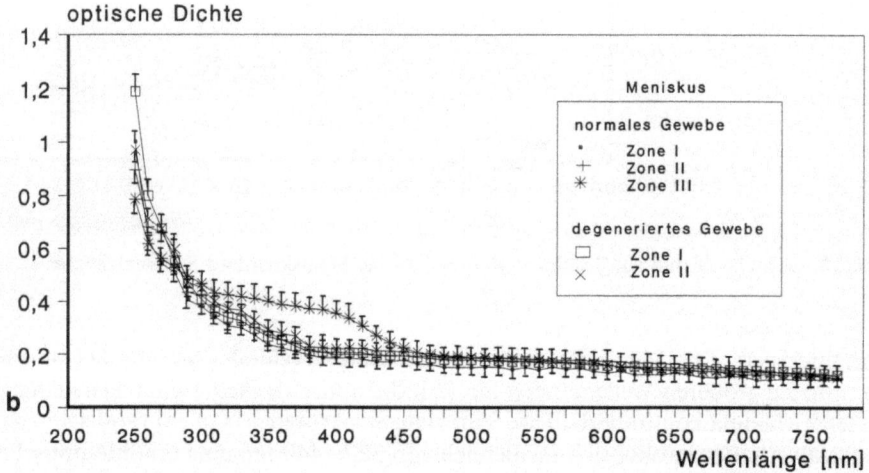

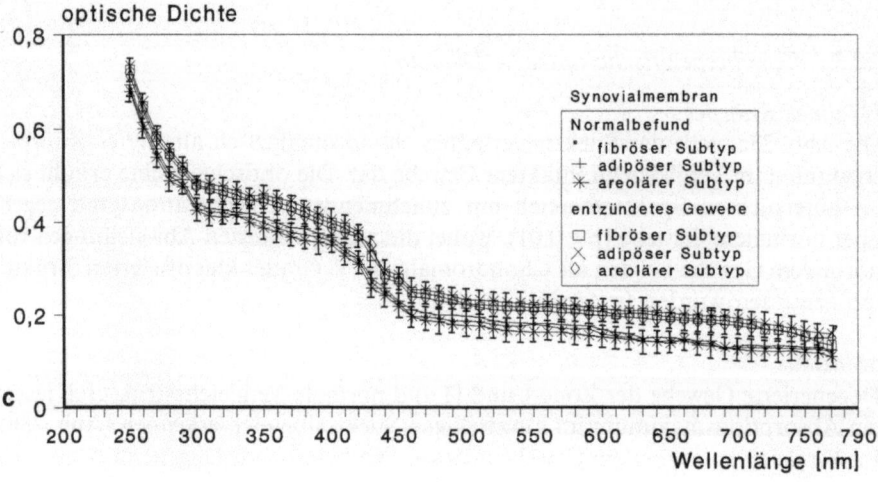

signifikanten Abweichungen des optischen Verhaltens, wenngleich sich im gesamten untersuchten Spektralbereich ein Trend in Form einer geringgradigen Erhöhung der optischen Dichte beobachten läßt. Aus anatomischen Gründen ergibt sich bei optischen Untersuchungen an der Meniskuszone III eine dem Verhalten der Synovialmembran vergleichbare Spektralcharakteristik, die sich im Bereich von 300–440 nm signifikant von Meniskusstrukturen der Zonen I und II unterscheidet ($p < 0{,}001$).

Synovialmembran
Die in Abb. 23c wiedergegebenen Spektralkurven lassen kein signifikant unterschiedliches Verhalten in bezug auf die optische Dichte von fibrösen, adipösen und areolären Strukturen erkennen. Entzündlich veränderte Gewebe besitzen dagegen im Vergleich zu normalen Strukturen eine signifikant erhöhte optische Dichte ($p < 0{,}01$).

4.2.3.3 Berechnung der relativen optischen Dichte

Hyaliner Knorpel
Die Abb. 24a und Tabelle 4 geben die Relation der im jeweiligen Spektralbereich gemessenen optischen Dichten von Geweben der Degenerationsgrade I bis IV im Vergleich zu nicht-degenerierten Strukturen wieder. Die optische Diskrimination vergrößert sich zum langwelligen Spektralbereich und weist Maxima mit einer relativen Zunahme der optischen Dichte um den Faktor 4,5 : 1 im Spektralbereich um 470 nm sowie um den Faktor 5,1 : 1 bei 760 nm auf. Alle Messungen an Präpa-

Tabelle 4. Verhältnis der optischen Dichte degenerierten oder entzündlichen Gewebes gegenüber normalen Gewebestrukturen des identischen histologischen Subtyps

Wellenlänge [nm]	Hyaliner Knorpel				Meniskus		Synovialmembran		
	CM I	CM II	CM III	CM IV	Zone I	Zone II	areolär	fibrös	adipös
250	1,01	1,09	1,18[a]	1,12[a]	1,19[a]	0,97	1,06	1,06	1,05
300	1,02	1,18[a]	1,39[a]	1,66[b]	1,07	1,18[a]	1,12	1,11	1,12[a]
350	1,12[a]	1,64[b]	1,88[b]	2,43[b]	1,13[a]	1,24[a]	1,13	1,12[a]	1,14[a]
400	1,18[a]	1,75[b]	2,25[c]	3,06[b]	1,11[a]	1,19[a]	1,11	1,18[a]	1,10
450	1,29[b]	1,91[b]	2,62[c]	3,63[c]	1,09	1,17[a]	1,22[a]	1,24[a]	1,24[a]
500	1,09[a]	1,52[b]	2,05[c]	2,84[c]	1,18[a]	1,24[a]	1,20[a]	1,17[a]	1,25[a]
550	1,06[a]	1,65[b]	2,14[c]	2,57[c]	1,19[a]	1,25[a]	1,20[a]	1,22[b]	1,28[a]
600	1,28[b]	2,00[c]	2,48[c]	3,11[c]	1,20[b]	1,20[b]	1,31[a]	1,27[b]	1,30[a]
650	1,24[b]	2,28[c]	2,54[c]	3,57[c]	1,14[a]	1,08[b]	1,36[a]	1,35[b]	1,37[b]
700	1,43[c]	2,81[c]	3,07[c]	4,40[c]	1,18[a]	1,14[b]	1,42[a]	1,45[c]	1,43[c]
750	1,28[c]	2,41[c]	3,13[c]	4,59[c]	1,24[a]	1,18[a]	1,21[a]	1,27[b]	1,27[c]

[a] $p < 0{,}05$; [b] $p < 0{,}01$; [c] $p < 0{,}001$

Abb. 23 a–c. Modifikation der gewebespezifischen optischen Dichten durch degenerative oder entzündliche Veränderungen. **a** Hyaliner Knorpel, **b** Meniskus, **c** Synovialmembran

42 In-vitro-Analysen

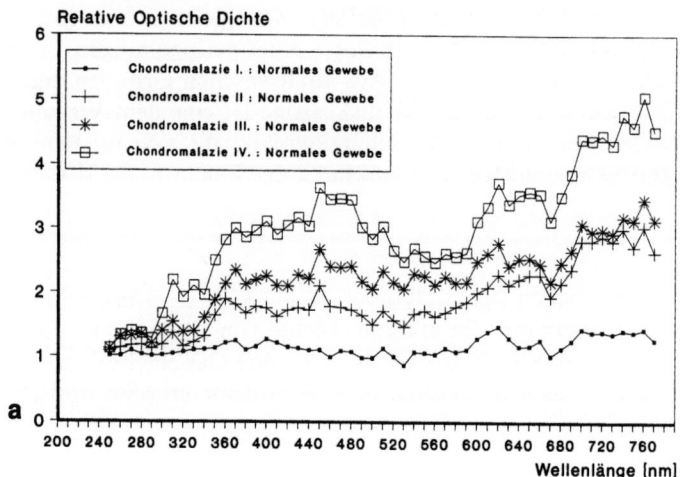

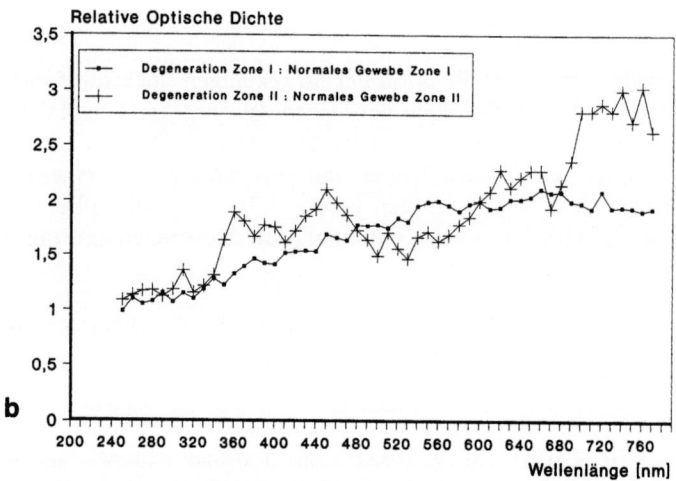

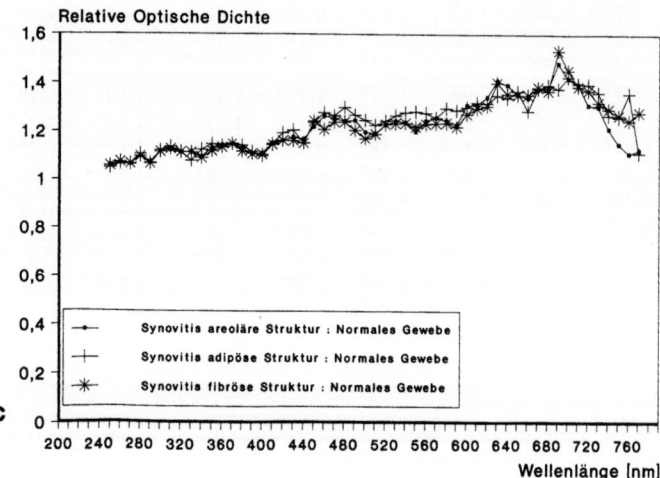

raten mit einer Chondromalazie Grad II bis IV ergeben gegenüber normalem Gewebe signifikante Differenzen ($p<0,01$ bzw. $p<0,001$), wobei sich der Unterschied optischer Dichten im UV-Spektralbereich am geringsten darstellt.

Meniskus
Nicht-alteriertes und degenerativ verändertes Meniskusgewebe der Zonen I bzw. II weist im kurzwelligen Spektralbereich keine relevanten Unterschiede auf (Abb. 24b, Tabelle 4). Mit wachsender Wellenlänge nimmt die Relation der optischen Dichten kontinuierlich zu und erreicht schließlich einen Wert von 1,3:1 bzw. 2,5:1.

Synovialmembran
Entzündliche Synovialveränderungen bedingen in bezug auf normales Gewebe der gleichen histologischen Subklassifikation eine geringgradige Zunahme der optischen Dichte um einen Faktor bis zu 1,6:1. Aus Abb. 24c geht hervor, daß die optischen Unterschiede zum langwelligen Spektralbereich hin zunehmen, wobei für Wellenlängen über 680 nm wieder eine Abnahme der relativen optischen Dichte eintritt.

Tabelle 5. Verhältnis der optischen Dichte von Nd:YAG- bzw. Excimer-laserexponiertem Gewebe gegenüber nativem Gewebe. Analyse von normalem hyalinen Knorpel, nicht-degeneriertem Meniskusgewebe der Zone I sowie nicht-entzündeter Synovialmembran vom areolären Typ

Wellenlänge [nm]	Hyaliner Knorpel		Meniskus		Synovialmembran	
	Excimer	Nd:YAG	Excimer	Nd:YAG	Excimer	Nd:YAG
250	1,24[a]	1,58[a]	1,30[a]	1,69[a]	1,60[a]	2,16[b]
300	1,73[b]	3,12[c]	1,81[a]	3,20[c]	1,53[a]	2,61[b]
350	3,09[c]	8,03[c]	1,97[b]	4,43[c]	1,31[b]	2,32[b]
400	3,32[c]	9,71[c]	2,15[b]	4,71[c]	1,30[b]	2,18[b]
450	3,38[c]	9,32[c]	2,09[b]	4,00[c]	1,59[b]	3,04[c]
500	2,30[c]	6,44[c]	2,23[c]	3,92[c]	1,60[b]	2,83[c]
550	2,23[c]	5,17[c]	1,99[c]	3,66[c]	1,51[b]	2,36[c]
600	2,00[c]	4,34[c]	1,78[c]	3,34[c]	1,44[b]	2,35[c]
650	1,54[b]	4,40[c]	1,48[b]	2,67[c]	1,26[a]	2,29[b]
700	1,67[b]	5,43[c]	1,43[b]	2,52[b]	1,27[a]	2,13[b]
750	1,64[b]	5,28[c]	1,47[b]	2,64[c]	1,10[a]	1,92[b]

[a] $p<0,05$; [b] $p<0,01$; [c] $p<0,001$

Abb. 24a–c. Berechnungen der relativen optischen Dichten zur Analyse eines optischen Diskriminationsvermögens zwischen normalem Gewebe und pathologisch geschädigten Strukturen. **a** Hyaliner Knorpel, **b** Meniskus, **c** Synovialmembran

44 In-vitro-Analysen

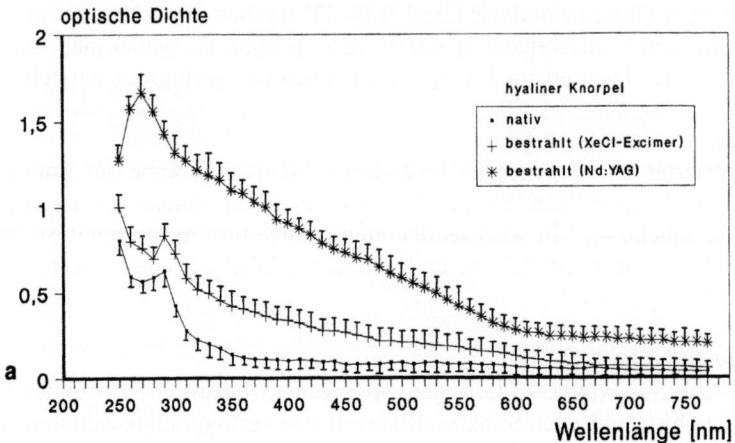

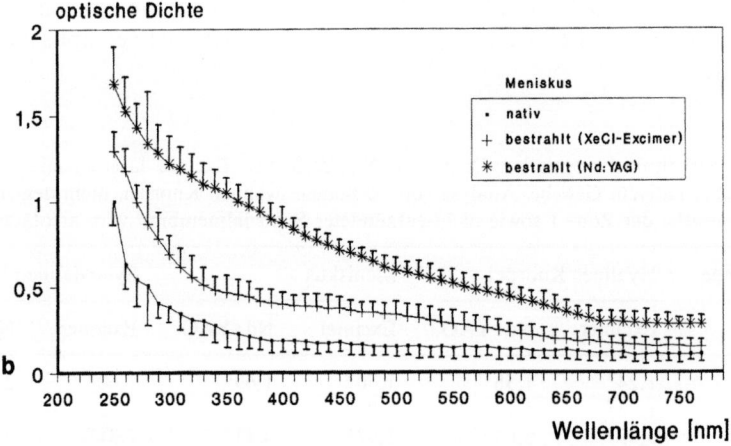

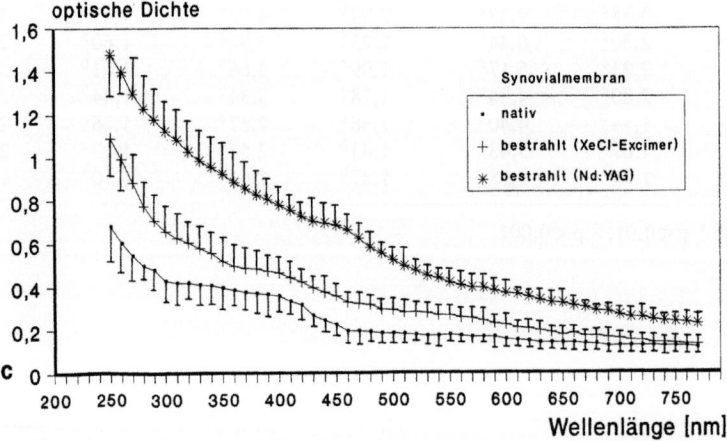

4.2.3.4 Modifikation der optischen Gewebeeigenschaften durch Laserbestrahlung

Hyaliner Knorpel
Nach Excimer-Laserexposition ergibt sich im sichtbaren Spektralbereich eine bis 3,4fach höhere optische Dichte gegenüber nativen Gewebepräparaten ($p < 0,001$ für Daten von 350 – 600 nm). Zum infraroten Bereich des untersuchten Spektrums nehmen die Unterschiede der optischen Dichten stetig ab und erreichen schließlich eine Relation von 1,6 : 1 ($p < 0,01$). Infolge einer Nd : YAG-Laserexposition nimmt die optische Dichte in der Koagulationszone um eine Faktor von 1,6 bis 3,1 im ultravioletten Spektralbereich von 250 – 300 nm zu ($p < 0,05$). Im übrigen Spektralbereich wird die optische Dichte durch Laserexposition um einen Faktor bis zu 9,4 gegenüber dem Nativgewebe erhöht ($p < 0,001$) (Abb. 25 a, Tabelle 5).

Meniskus
Vergleichbare Ergebnisse ergeben sich am Meniskusgewebe (Abb. 25 b, Tabelle 5). Im ultravioletten Spektralbereich nimmt die optische Dichte des mittels Excimer-Laser exponierten Gewebes um bis zu 100% zu ($p < 0,05$). Über den blauen und Teile des grünen Spektralbreiches erhöhen sich die optischen Dichten um bis zu 2,2 : 1 ($p < 0,01$ für Daten von 350 – 550 nm). Im übrigen Wellenlängenbereich nehmen die Unterschiede der optischen Dichten stetig ab und erreichen eine Relation von 1,5 : 1 am infraroten Ende des analysierten Spektrums. Nach Nd : YAG-Laserexposition erhöhen sich die optischen Dichten um den Faktor von 3,2 : 1 ($p < 0,001$) im Infrarotbereich. Im übrigen Spektralbereich ergeben sich Relationen von 2,5 – 4,7 : 1 gegenüber nativem Meniskusgewebe ($p < 0,001$).

Synovialmembran
An der Synovialmembran führt eine Excimer-Laserexposition zu einer Erhöhung der optischen Dichte bis zu 1,6 : 1 gegenüber Nativgeweben ($p < 0,01$ für Daten von 350 – 600 nm). Mit zunehmender Wellenlänge nehmen die Unterschiede in der optischen Dichte von nativen und laserexponierten Geweben ab. Schließlich bedingt eine Nd : YAG-Laserexposition eine Erhöhung der optischen Dichte um den Faktor 2,1 bis 3,0 : 1 ($p < 0,001$ für Daten von 450 – 600 nm). Der für Nativgewebe charakteristische Absorptionszuwachs im Spektralbereich von 450 bis 600 nm ist nach Laserexposition nicht mehr nachweisbar (Abb. 25 c, Tabelle 5).

4.2.4 Biomechanische Untersuchungen

Am nativen Innenmeniskus bewirkt eine zunehmende Gelenkbeugung im Vorderhorn eine relative Dehnung von $3,0 \pm 0,3\%$, während sich gleichzeitig in der Pars posterior eine Stauchung mit einer Verkürzung der Meßstrecke von $-1,5 \pm 0,2\%$

Abb. 25 a – c. Modifikation der optischen Dichte durch Laserexposition. **a** Hyaliner Knorpel, **b** Meniskus, **c** Synovialmembran. Laserparameter: XeCl Excimer Laser: $\lambda = 308$ nm, Pulsdauer 20 ns, Repetitionsrate 40 Hz, Energiedichte $40 \pm 2,1$ mJ/mm^2, Expositionsdauer 40 s. Nd : YAG-Laser: $\lambda = 1064$ nm, Dauerstrichbetrieb, Leistungsdichte $125 \pm 5,4$ W/mm^2, Expositionsdauer 1 s

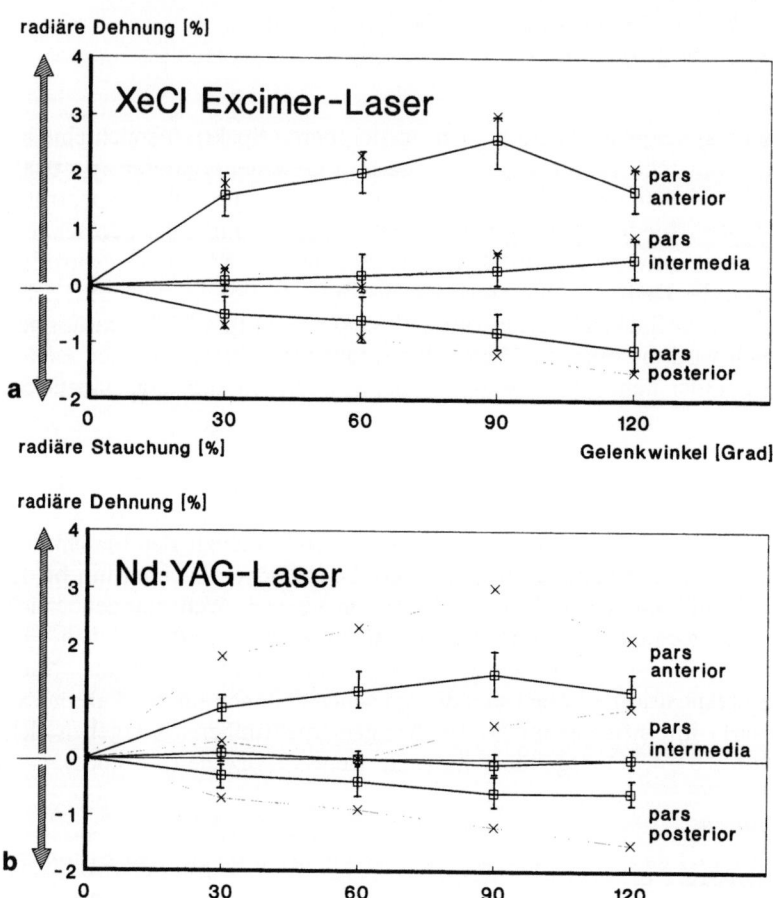

Abb. 26a, b. Änderung der biomechanischen Struktureigenschaften des Meniskus durch Laserexposition (—□—) gegenüber nativem Meniskusgewebe (—×—). **a** Reduziertes Dehnungsvermögen nach flächenhafter Exposition mit dem Excimer-Laser. **b** Signifikante Zunahme der Strukturrigidität nach Exposition mit dem Nd:YAG-Laser

darstellt. Die beobachteten Veränderungen sind bei gleichsinniger Tendenz am Außenmeniskus mit einer Dehnung von 3,6±0,4% und einer Stauchung von −1,9±0,2% quantitativ stärker ausgeprägt. Das radiäre Längenverhalten der Pars intermedia bewegt sich sowohl medial als auch lateral unter den gegebenen Versuchsbedingungen inkonstant zwischen 0 und 1,0%.

Nach Behandlung der Meniskusoberfläche mit dem XeCl Excimer-Laser verändern sich die gemessenen Parameter in geringem Maße dahingehend, daß sowohl das Ausmaß der Dehnung als auch der Stauchung um durchschnittlich 17,5% eingeschränkt sind. Dabei ist auch das Ausmaß der Auslenkungen in der Pars intermedia reduziert (Abb. 26a).

Eine erhebliche Einschränkung der Dehnungs- und Stauchungsphänomene und damit eine signifikante Zunahme der Geweberigidität ist infolge einer Nd:YAG-

Laserapplikation festzustellen: Die maximale Dehnung am Innenmeniskusvorderhorn reduziert sich von 3,0±0,3% auf 1,5±0,2%, die im Hinterhornbereich gemessene Stauchung verringert sich von −1,5±0,2% auf −0,6±0,1% ($p<0{,}01$). Die Pars intermedia erweist sich bei allen Bewegungsexkursionen mit einer maximalen radiären Längenänderung von ±0,1% weitgehend als starr (Abb. 26b).

Am Außenmeniskus sind nach Anwendung des XeCl Excimer-Lasers und des Nd:YAG-Lasers qualitativ gleichartige Veränderungen festzustellen, wobei die Absolutwerte der radiären Dehnung und Stauchung die am medialen Meniskus gemessenen Werte übersteigen. Unter Berücksichtigung der biomechanischen Verhältnisse am nativen Außenmeniskus besteht jedoch nach Laserexposition eine quantitativ dem Innenmeniskus vergleichbare Einschränkung der relativen Dehnung und Stauchung.

5 In-vivo-Untersuchungen

5.1 Material und Methodik

5.1.1 Material

Versuchstiere

126 männliche Kaninchen der Rasse New Zealand White Rabbit mit ausgewachsenem Skelettsystem dienten als Modell zum Studium laserinduzierter Gewebeveränderungen auf morphologischer und metabolischer Ebene. Das Körpergewicht der Tiere betrug zu Versuchsbeginn im Mittel 2850±250 g.

Die durch Randomisierung vorgenommene Zuordnung in die jeweiligen Versuchsgruppen ist aus Abb. 27 ersichtlich.

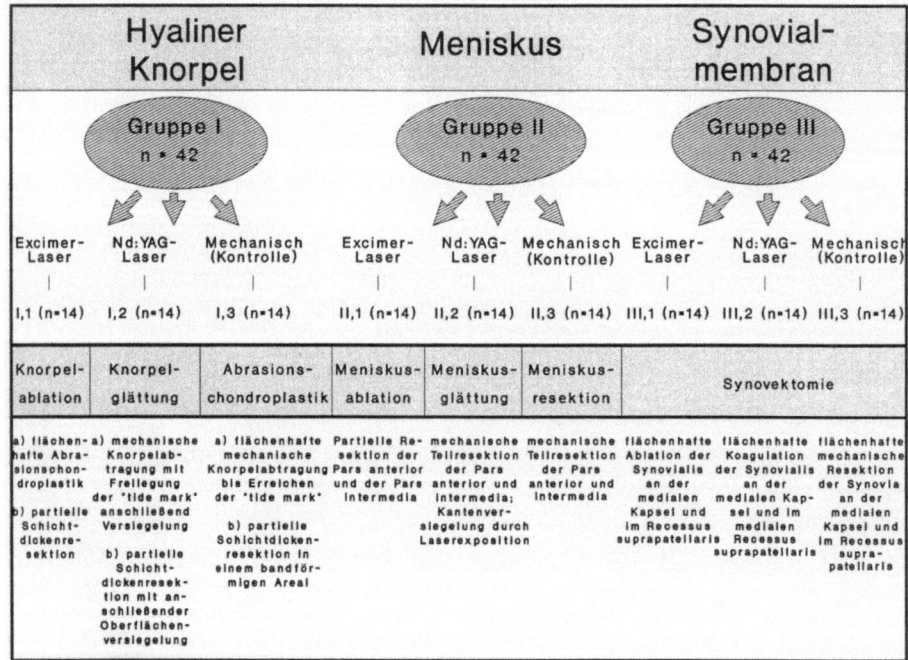

Abb. 27. Randomisierung und Subkollektivbildung zur vergleichenden Analyse verschiedener Operationsverfahren

Tierhaltung
Die Versuchstiere wurden in Einzelkäfigen gehalten und mit Nahrung (Pellets) und Wasser ad libitum versorgt. Maßnahmen zur prä- oder postoperativen Immobilisierung bzw. Entlastung der operierten Extremitäten kamen nicht zur Anwendung.

Laser und Lichtleiter
Experimentell eingesetzt wurden die in Abschn. 3 beschriebenen Nd:YAG- und XeCl Excimer-Lasersysteme. Der XeCl Excimer-Laser wurde mit einer Repetitionsrate von 40 Hz betrieben. Die Energiedichte betrug 40 mJ/mm^2. Der Nd:YAG-Dauerstrichlaser wurde unter identischen Operationsbedingungen bei einer Leistungsdichte von 21 W/mm^2 eingesetzt. Die Kontrolle der Ausgangsenergie bzw. -leistung am Ende des Lichtleiters wurde vor jeder Arthrotomie mit Hilfe eines externen Meßgeräts (Gentec ED-200) vorgenommen. Die Laserapplikation erfolgte am eröffneten Kniegelenk über die in Abschn. 3.5 beschriebenen Lichtleiter.

5.1.2 Methodik

Anästhesie, präoperative Vorbereitung
Zur Narkoseeinleitung wurden 25 mg/kg KG Ketamin-HCl (Ketanest), 5 mg/kg KG Xylazin (Rompun), sowie 0,2 mg/kg KG Atropin intramuskulär injiziert. Während des Eingriffs erfolgte eine Dauertropfinfusion durch Ringer-Laktatlösung über eine Ohrvene. Die Narkose wurde mit einer Erhaltungsdosis von 10 mg/kg KG Ketamin-HCl (Ketanest) und 0,1 mg/kg KG Diazepam (Valium) intravenös fortgesetzt.

Nach Rasur beider Beine wurde die lokale Desinfektion mit Polyvidon-Jod (Betaisodona) durchgeführt. Der Eingriff erfolgte bei streng aseptischen Kautelen unter Kontrolle eines Operationsmikroskops.

Operationstechnik
In Abhängigkeit von der jeweiligen Randomisierung wurde einer der folgenden Eingriffe in identischer Weise an beiden Kniegelenken vorgenommen:

Knorpelablation bzw. „versiegelung". Nach anteromedialer Arthrotomie wurde die Patella zur Exposition der Femurkondylen nach lateral luxiert. Anschließend erfolgte eine Abrasionschondroplastik mit flächenhafter Abtragung des hyalinen Knorpels im Hauptbelastungsbereich der medialen Femurkondyle in einem Areal von 5 × 10 mm^2. Dieser Eingriff wurde in der Versuchsgruppe I,1 mit Hilfe eines XeCl Excimer-Lasers ausgeführt. In der Gruppe I,2 erfolgte die Knorpelresektion zunächst mechanisch durch arthroskopische Feilen und Ringküretten; anschließend wurde eine „Versiegelung" der chondralen „tide mark" durch flächenhafte Applikation des Nd:YAG-Lasers vorgenommen. In der Kontrollgruppe I,3 wurde die Abrasionschondroplastik ausschließlich mit mechanischen Instrumenten (Skalpell, arthroskopische Feilen und Küretten) durchgeführt. Die Resektionstiefe erstreckte sich bis zur „tide mark" des Knorpels, die makroskopisch anhand der Exposition feiner Gefäße („pepper and salt phenomenon") erkennbar war. Subchondrale Knochenräume wurden nicht tangiert.

Darüber hinaus wurde zum Studium partieller chondraler Schichtdickendefekte eine bandförmige Abtragung der oberflächlichen Knorpelschichten in einer Ausdehnung von 3×20 mm über der lateralen Kondyle durchgeführt, deren Tiefenausdehnung sich ausschließlich auf den intrachondralen Bereich erstreckte. Diese Eingriffe wurden entweder mit dem Excimer-Laser (Gruppe I,1) oder mechanisch (Kontrollgruppe I,3) vorgenommen. In der Versuchsgruppe I,2 wurde nach Abtragung der Lamina splendens mit einer arthroskopischen Feile eine „Versiegelung" der aufgerauhten Knorpelfläche mit Hilfe des Nd:YAG-Lasers vorgenommen. Da die verhältnismäßig dünnen Knorpelüberzüge gegenüber austrocknungsbedingten Schäden besonders disponiert sind [11], erfolgten wiederholt intraoperative Spülungen mit Ringer-Lösung.

Die Operation wurde durch Verschluß der Gelenkkapsel mit PDS-Einzelnähten sowie einer fortlaufenden Intrakutannaht mit Vicryl beendet.

Meniskusablation bzw. -glättung. Nach Anlage einer anteromedialen Arthrotomie und Inzision des Hoffa-Fettkörpers zur Exposition des Innenmeniskusvorderhorns wurden die Pars anterior sowie Teile der Pars intermedia des Innenmeniskus durch einen bogenförmig geführten Schnitt exzidiert. Die Resektionslinie erstreckte sich damit im Vorderhornbereich bis in die mikrovaskularisierte Zone II des Meniskus, während der Schnitt nach dorsal schräg durch die Zone I verlief. In keinem Fall wurde die meniskosynoviale Verbindung (Zone III) tangiert. Der Eingriff wurde unter sorgfältiger Schonung der anliegenden Knorpelareale mit dem Excimer-Laser (Gruppe II,1) oder mit mechanischen Instrumenten (Skalpell, Arthroskopieinstrumentarium; Kontrollgruppe II,3) ausgeführt. In der Versuchsgruppe II,2 erfolgte zunächst eine mechanische Meniskusresektion; anschließend wurden die Resektionsränder durch Nd:YAG-Laserapplikation „versiegelt". Gelenkkapsel und Haut wurden mit PDS- bzw. Vicrylnähten verschlossen.

Synovektomie. Nach Arthrotomie über eine anteromediale Inzision wurden die mediale Kapselwand und der Recessus suprapatellaris dargestellt. Mit Hilfe des XeCl Excimer-Lasers erfolgte eine Abtragung des Stratum synoviale im Bereich der medialen Kapselwand und des medialen Recessus suprapatellaris (Gruppe III,1). Auf eine Elektrokoagulation wurde zur Vermeidung einer Interferenz koagulationsbedingter Veränderungen mit den laserinduzierten Strukturalterationen bewußt verzichtet. In der Versuchsgruppe III,2 wurde in den gleichen Gelenkkapselarealen eine flächenhafte Devitalisierung der Synovialmembran bis auf die Gelenkkapsel vorgenommen. In der Kontrollgruppe III,3 wurde das Stratum synoviale mit mechanischen Instrumenten (Schere, Skalpell, arthroskopischer Punch) reseziert, wobei ebenfalls eine Diathermieanwendung als Maßnahme zur Blutstillung ausgeschlossen war. Nach Spülung des Gelenks mit Ringer-Lösung wurden Gelenkkapsel und Haut durch Naht verschlossen.

Nachbehandlung
Zur postoperativen Analgesie wurde eine programmierte Antiphlogistikamedikation angesetzt. Hierzu erhielten die Versuchstiere nach Meniskus- und Knorpeleingriffen für 3 Tage, nach Synovektomien für 5 Tage 5 mg/kg KG Diclofenac

(Voltaren) pro Tag als subkutane Injektion. Eine prophylaktische Antibiotikagabe erfolgte nicht.

Nachuntersuchungsplan
Zur histologischen Untersuchung wurden die Versuchstiere nach einem definierten postoperativen Intervall durch eine Überdosis Pentobarbital (Eutha) getötet. Die Längsschnittbeobachtung erfolgte in jeder Operationsgruppe nach folgendem Schema:

- 4 Tage,
- 7 Tage,
- 2 Wochen,
- 4 Wochen,
- 2 Monate,
- 4 Monate,
- 6 Monate.

Nachuntersuchungsparameter
Die Beurteilung des operativen Ergebnisses stützte sich auf folgende Kriterien (Abb. 28):

1. Postoperativer Verlauf: Lokale Gelenkschwellung und Ergußbildung, infektbedingte Komplikationen.
2. Makroskopischer Sektionsbefund: Ergußbildung, synovitische Veränderungen (makroskopischer Synovitisscore nach Lindblad und Hedfors [145]), Knorpeldegenerationen (Klassifikation nach Outerbridge [183]), Meniskusdegenerationen (makroskopische Klassifikation nach Zippel [258]), reparative Veränderungen (Gewebeproliferationen, „Meniskusregenerat").
3. Mikrobiologischer Keimnachweis im Gelenkabstrich.
4. Mikroskopische Beurteilung der synovitischen Aktivität anhand einer Synovialisbiopsie (Aktivitätsscore nach Lindblad u. Hedfors [145]).
5. Röntgenologischer Befund des Kniegelenks (Arthroseklassifikation gemäß einer Definition von Matzen [159]).
6. Histologischer Befund im lichtmikroskopischen Präparat: H.E.-, Goldner- und Azan-Färbung, polarisationsoptische Untersuchungen.
7. Semiquantitative Erfassung der Proteoglykankonzentration im hyalinen Knorpel: Safranin-O-Färbung (histochemischer Score von Mankin et al. [157]).
8. Veränderungen des Knorpelmetabolismus nach Knorpelabrasionen und -„versiegelung": Autoradiographie (topographische Verteilung des $^{35}SO_4$-Uptake im hyalinen Knorpel).

Nachuntersuchungsprotokoll
Zu dem im Nachuntersuchungsplan festgelegten Zeitpunkt wurden die Kniegelenke durch eine hemizirkuläre Inzision eröffnet und der makroskopische Sektionsbefund in einem standardisierten Protokoll erfaßt. Zum Ausschluß einer bakteriell induzierten Synovitis wurde ein Gelenkabstrich entnommen und einer mikrobiologischen Untersuchung zugeführt. Die histologische Analyse reaktiver synovitischer Veränderungen stützte sich auf eine Synovialisbiopsie aus dem bei

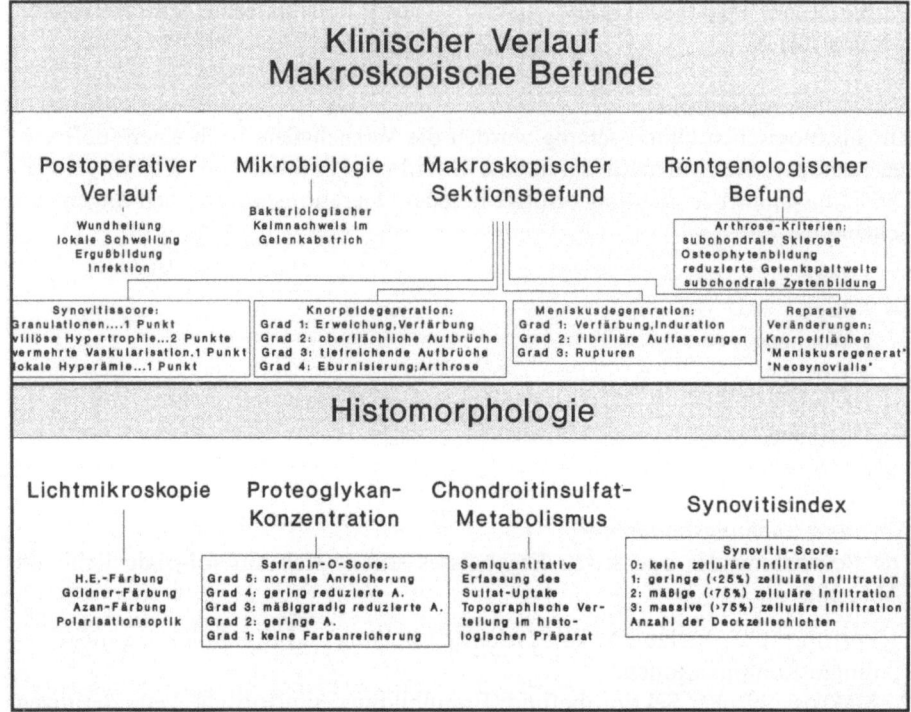

Abb. 28. Kriterien, Definitionen und Score-Klassifizierungen für die Beurteilung des operativen Ergebnisses auf klinischer, pathologisch-morphologischer, histologischer und histochemischer Ebene

der primären Arthrotomie nicht tangierten lateralen Anteil des Recessus suprapatellaris.

Nach Knorpeleingriffen (Gruppen I,1 – I,3) wurde das Kondylenmassiv mit Hilfe einer oszillierenden Säge abgesetzt und in eine 4%ige Formalinlösung verbracht. Die Exzision des teilresezierten Innenmeniskus (Gruppen II,1 – II,3) erfolgte en bloc mit der anhaftenden Synovialmembran und dem Hoffa-Fettkörper. Nach vorausgegangener Synovektomie (Gruppen III,1 – III,3) wurde die mediale Kapselwand in Zusammenhang mit der Capsula fibrosa und dem Innenbandkomplex exzidiert.

Zur radiologischen Analyse arthrotischer Gelenkveränderungen im Spätverlauf nach Meniskus- und Knorpeleingriffen (Gruppen I,1 – I,3 und II,1 – II,3) wurde vor Eröffnung des Gelenks eine Röntgenaufnahme im a.-p.- und lateralen Strahlengang angefertigt.

Histomorphologische Untersuchungen

Lichtmikroskopie. Nach Entnahme wurden die Präparate in einer 4%igen wässerigen Formaldehydlösung fixiert. Sämtliche Knorpel-Knochen-Präparate wurden anschließend in einer Lösung, die zu gleichen Teilen aus einer 20%igen Natrium-

Zitratlösung und einer 44%igen Ameisensäurelösung bestand, dekalzifiziert. Die Gelenkpräparate wurden danach in einer aufsteigenden Alkoholreihe dehydriert, mit Xylol ausgewaschen und in Paraffin eingebettet. Zur lichtmikroskopischen Untersuchung wurden sagittale Serienschnitte mit einer Schichtdicke von 4 µm hergestellt und mit Haematoxylin und Eosin bzw. mit Azan oder nach Masson-Goldner gefärbt.

Polarisationsoptische Untersuchungen. Zur Analyse der Faserarchitektur wurden polarisationsoptische Untersuchungen an Präparaten des hyalinen Gelenkknorpels und des Meniskus nach Behandlung mit dem Nd:YAG- und Excimer-Laser mit einem Leitz Orthoplan-Mikroskop (Fa. Leitz, Wetzlar) durchgeführt. Als Kontrolle dienten Präparate aus Operationen mit konventionellen mechanischen Instrumenten.

Safranin-O-Färbungen. Meniskus- und Knorpelgewebe wurden zunächst in 4%iger Formalin-Lösung fixiert, anschließend in einer aufsteigenden Alkoholreihe entwässert und mit Xylol versetzt. Nach Anfertigen von Paraffinblöcken wurden 4 µm Mikrotomschnitte auf Objektträger aufgebracht, mit einer 0,1%igen wässerigen Lösung von Safranin-O bei einem pH von 5,3 für 5 min inkubiert und anschließend mit Haematoxylin gegengefärbt. Die semiquantitative Ermittlung des Proteoglykangehalts erfolgte anhand des von Mankin et al. angegebenen Scores [157] auf der Grundlage einer Erfassung der relativen Farbanreicherung im histologischen Präparat.

Autoradiographie. 24 h vor der Tötung der Versuchstiere zur histologischen Untersuchung erfolgte in den Versuchsgruppen I,1 – I,3 eine intraartikuläre Instillation von 100 µCi $^{35}SO_4$ in beide Kniegelenke (^{35}S-Natriumsulfat in wässeriger Lösung, spezifische Aktivität 188 mCi/mmol; Amersham, Ill., USA). Nach Entnahme der Femurkondylen und Anlage eines longitudinalen Sägeschnitts durch die Fossa intercondylaris wurden die Präparate für 3 Tage in einer 4%igen Formaldehydlösung fixiert. Von den nicht-entkalkten Präparaten wurden 4 µm Mikrotomschnitte angefertigt und auf Glasobjektträger aufgebracht. Die Autoradiographie erfolgte nach der von Joftes et al. beschriebenen „Dipping-Technik" [120]. Hierzu wurde eine Ilford K2 Nuclear Research Emulsion (Ilford, Mobberley Cheshire, UK) mit einer Kristallgröße von 20 µm mit Aqua dest. im Verhältnis 2:1 verdünnt und bei 40 °C inkubiert. Die mit dem Mikrotomschnitt beschickten Objektträger wurden durch Eintauchen mit einem Film der Emulsion überzogen (durchschnittliche Filmdicke: 10 µm) und anschließend bei 28 °C für 2 h getrocknet. Die Exposition erfolgte bei 4 °C unter Lichtabschluß und geringer Luftfeuchtigkeit über einen Zeitraum von 14 Tagen. Danach wurden die Präparate mit Mikrodol (Kodak Eastman) bei 22 °C über 3 min entwickelt, mit 3%iger Essigsäure versetzt und mit einem nichthärtenden Fixierer aus 20% Natriumthiosulfat und 2,5% Kaliumbisulfit über 2 min fixiert. Nach Auswaschen mit Aqua bidest. und Trocknen bei Raumluft wurden die Präparate konventionell mit Haematoxylin-Eosin gefärbt. Die lichtmikroskopische Auswertung der Präparate stützte sich auf eine semiquantitative Bestimmung der $^{35}SO_4$-Inkorporation sowie eine morphometrische Analyse der topographischen Verteilung des radioaktiv markierten Sulfats in der Knorpeltextur.

Ausschlußkriterien, „drop outs"
Als Ausschlußkriterien waren definiert:
- Präoperativ bestehende Gelenkerkrankung.
- Postoperativer Gelenk- oder Weichteilinfekt, definiert durch eine lokale Abszedierung, ein Pyarthros oder einen positiven Keimnachweis zum Zeitpunkt der Gelenksektion.
- Operationstechnische Unzulänglichkeiten: Technische Komplikationen (Geräte- oder Lichtleiterdefekt während der Operation), artifizielle Verletzung von Kniebinnenstrukturen durch Laser oder mechanische Instrumente, operative Fehler.

„drop outs" ergaben sich durch:
- Intraoperativen Tod der Versuchstiere.
- Postoperatives Versterben.

Von den insgesamt 126 in das Studienprojekt eingebrachten Tieren mußten 12 Tiere von der Analyse ausgeschlossen werden; 8 Tiere verstarben im intra- oder postoperativen Verlauf, so daß insgesamt 106 Fälle zur definitiven Auswertung kamen. Im einzelnen war an 3 Kniegelenken ein operativ induzierter Gelenkinfekt zu verzeichnen, wobei jeweils das gegenseitige Gelenk mit einem regelmäßigen Heilverlauf ausgewertet werden konnte. 2 Operationen mit dem Excimer-Laser und 1 Eingriff mit dem Nd:YAG-Laser mußten aufgrund eines Gerätedefekts erfolglos abgebrochen werden. Insgesamt erfüllten 15 Operationen aufgrund iatrogener Verletzungen von Gelenkstrukturen nicht die im Versuchsprotokoll definierten experimentellen Bedingungen, wobei insbesondere bei Eingriffen am hyalinen Knorpel technische Fehler in bezug auf die korrekte Tiefenausdehnung der Resektionsebene zu verzeichnen waren. An 1 Versuchstier stellte sich bei der Operation eine vorbestehende Gelenkentzündung dar. 6 Tiere verstarben während der Narkose; 2 weitere Versuchstiere starben im postoperativen Verlauf ohne ersichtlichen Zusammenhang mit der vorausgegangenen Arthrotomie.

Statistik
Die statistische Analyse gründete sich auf den χ^2-Test sowie den Student-t-Test für unverbundene Stichproben.

5.2 Ergebnisse

5.2.1 Operativer Verlauf

Operationsdauer und Energiedosen
Die durchschnittliche Operationsdauer betrug bei Eingriffen mit dem Excimer-Laser 29 ± 12 min. Die mit dem Nd:YAG-Laser durchgeführten Eingriffe beanspruchten aufgrund der kombinierten Anwendung mechanischer und optischer Instrumente eine verlängerte Operationsdauer von 38 ± 10 min.

Die zur Meniskusablation erforderliche Applikationsdauer betrug beim Excimer-Laser im Mittel 110 ± 12 s bei einer Gesamtenergiedosis von 88 ± 10 J. Für eine Abrasionschondroplastik der medialen Femurkondyle war eine mittlere Expositionsdauer von 165 ± 21 s bei einer Energie von 132 ± 17 J erforderlich, während eine partielle Synovektomie an der medialen Kapselwand im Durchschnitt 98 ± 17 s bei einer mittleren Energiedosis von 78 ± 15 J beanspruchte.

Für eine Kantenglättung des Meniskus mit Hilfe des Nd:YAG-Lasers wurde eine mittlere Energie von 59 ± 18 J bei einer durchschnittlichen Expositionsdauer von 10 ± 3 s aufgewendet. Eine Knorpel„versiegelung" dauerte im Mittel 13 ± 7 s bei einer Energie von 76 ± 31 J, während für eine partielle Synovektomie durchschnittlich 53 ± 21 J bei einer Applikationsdauer von 9 ± 6 s aufgewandt wurden.

Operative Komplikationen
Intraoperative technische Komplikationen bei Anwendung des Excimer-Lasers traten in 2 Eingriffen auf: In beiden Fällen konnte aufgrund einer Fehljustierung der Quarzfaser-Einkopplung keine ausreichende Energiedichte am Applikationsort aufgebaut werden. Eine Nd:YAG-Laser-Synovektomie mußte wegen eines Defekts am Ausgangsshutter erfolglos abgebrochen werden.

Makroskopische Beobachtungen
Der XeCl Excimer-Laser erlaubt eine differenzierte Knorpelabtragung, deren Tiefenausdehnung aufgrund einer relativ geringen Abtragungsgeschwindigkeit subtil

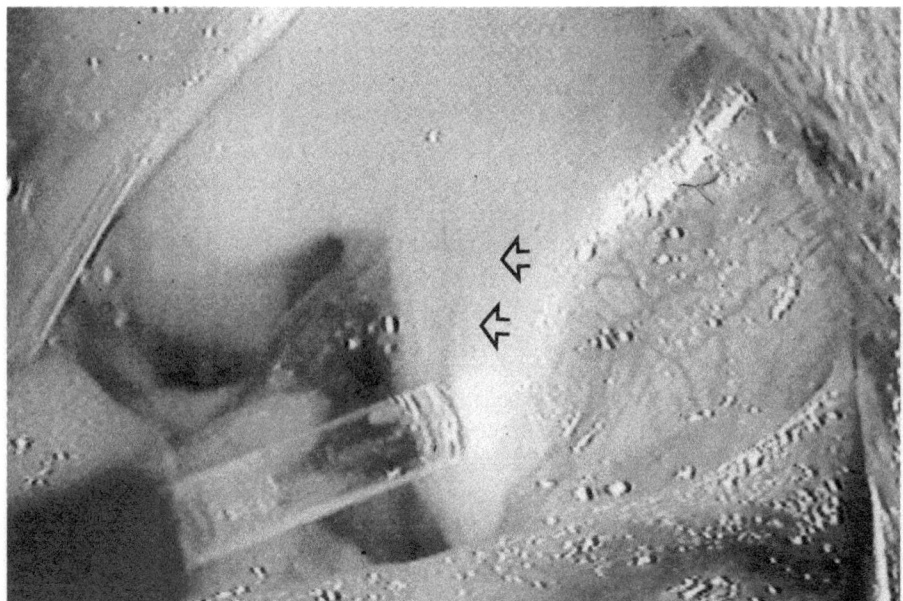

Abb. 29. Abrasionschondroplastik an der medialen Femurkondyle mit Hilfe des Excimer-Lasers. Operationsmikroskopische Aufnahme. Die in einem bandförmigen Areal durch Laserablation freigelegte „tide mark" ist durch feine punktförmige Gefäßeröffnungen erkennbar (*Pfeil*)

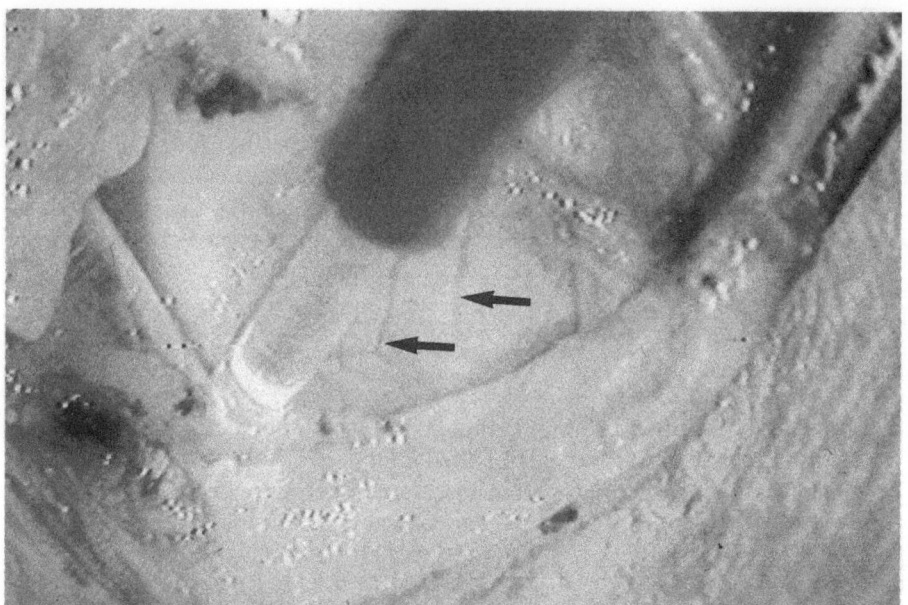

Abb. 30. Synovektomie mit Hilfe des Excimer-Lasers im Bereich des medialen Gelenkkompartments. Operationsmikroskopische Aufnahme. Die Koagulationsfähigkeit reicht nicht aus, um die im Bild erkennbaren Gefäße wirkungsvoll zu okkludieren

kontrolliert werden kann. Thermische Gewebeveränderungen und Rauchentwicklungen lassen sich dabei nicht beobachten. Im Grenzbereich zwischen abladiertem Knorpel und nicht behandeltem Gewebe findet sich makroskopisch keine Übergangszone aus alteriertem Gewebe (Abb. 29).

Analoge Vorgänge sind bei einer Meniskusresektion mit Hilfe des XeCl Excimer-Lasers zu beobachten. Als besonderer Vorzug für die operative Anwendung erweist sich die Möglichkeit einer differenzierten Gewebeablation des Meniskus ohne eine makroskopisch erkennbare Läsion des benachbarten Gelenkknorpels.

Der XeCl Excimer-Laser bietet bei Resektionen der Synovialmembran keine ausreichende Möglichkeit zur Blutstillung. Sofern ein Synovialgefäß bei Vergrößerung mit dem Operationsmikroskop zu erkennen ist, kommt es nach Eröffnung der Gefäßwand mit dem Excimer-Laser zur Blutung (Abb. 30). Auch an synovialem Gewebe werden keine thermischen Alterationen beobachtet.

Bei einer „Versiegelung" der Knorpeloberfläche mit dem Nd: YAG-Laser nach vorangegangener mechanischer Resektion läßt sich unter dem Operationsmikroskop ein „Verschmelzen" des hyalinen Knorpelgewebes erkennen, das sich anschließend zu einer glatten Oberfläche konsolidiert. Die Toleranzbreite der hierzu geeigneten lokalen Energie ist außerordentlich gering; bereits unmittelbar nach Auftreten von „Versiegelungs"vorgängen führt eine Fortsetzung der Laserapplikation zu Strukturverwerfungen und Gewebekarbonisationen.

Analoge Strukturveränderungen stellen sich bei einer Glättung des Meniskusrandes dar (Abb. 31). Artifizielle Läsionen des benachbarten Gelenkknorpels las-

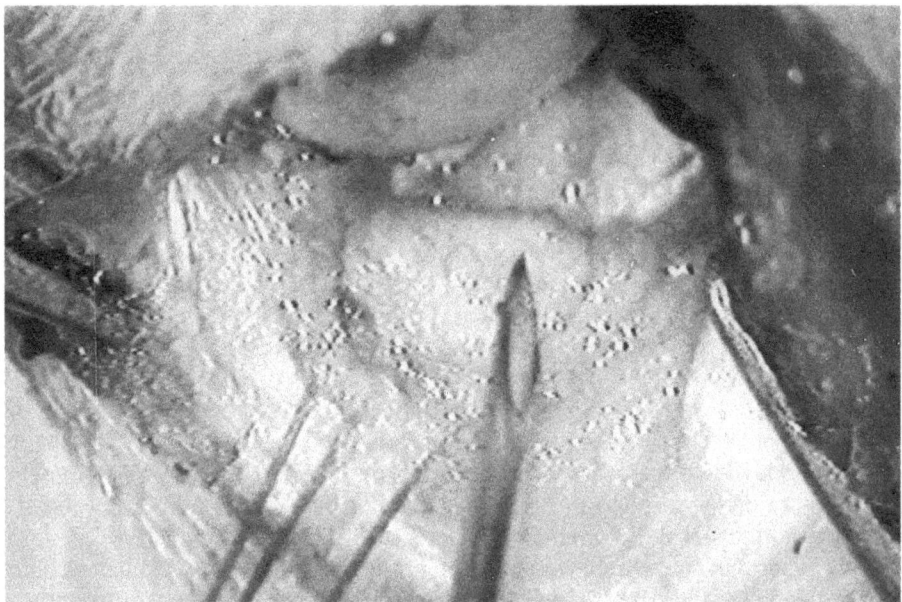

Abb. 31. Situs nach partieller Resektion des Innenmeniskus und anschließender „Versiegelung" der Resektionskante mit dem Nd:YAG-Laser. Operationsmikroskopische Aufnahme. Verfärbung der Meniskusoberfläche als Ausdruck thermischer Gewebeeinwirkungen

sen sich durch eine parallel zum Tibiaplateau orientierte Faserführung verhindern; die tiefreichende marginale Laserwirkung führt jedoch auch bei sorgfältig kontrollierter Lichtleiterführung zu einem hohen Risiko iatrogener Schäden an benachbarten Knorpelflächen.

Der Nd:YAG-Laser erlaubt bei der Synovektomie eine zuverlässige Blutstillung. Bereits bei kurzer Expositionsdauer sind thermische Veränderungen im Sinne von Karbonisationen, Gewebeaufwerfungen und Rauchentwicklung zu beobachten. Strukturverziehungen im Nachbarbereich der exponierten Synovialmembran lassen einen über das direkt bestrahlte Gebiet hinausgehenden marginalen und basalen Gewebeeffekt annehmen.

5.2.2 Postoperativer Verlauf

Lasereingriffe zeichnen sich im frühen postoperativen Verlauf gegenüber der mechanisch operierten Kontrollgruppe durch eine signifikant geringere Inzidenz klinisch manifester Arthritis-Symptome aus ($p < 0,05$). Das Auftreten von Wundheilungsstörungen bzw. Hautdehiszenzen, die durch faktitielle Nahtzerstörungen bedingt waren, zeigt erwartungsgemäß keine Abhängigkeit von der operativen Verfahrenswahl. Ebenso lassen sich hinsichtlich bakteriell-entzündlicher Gelenkveränderungen aufgrund der geringen Fallzahlen keine signifikanten Relationen ableiten.

Unabhängig vom operativen Eingriff traten in 6 Fällen operationsbedürftige Abszesse in Folge subkutaner Injektionen (Antiphlogistikagabe) auf; 2 Tiere starben im postoperativen Spätverlauf an operationsunabhängigen Ursachen.

5.2.3 Makroskopischer Sektionsbefund und radiologische Ergebnisse

Nach Knorpelablationen mit Hilfe des Excimer-Lasers zeigen sich makroskopisch im Frühverlauf glattberandete Resektionsflächen. Partielle chondrale Schichtdickendefekte lassen – analog zu den Befunden der Kontrollgruppe – auch nach einem Intervall von 6 Monaten keine Reparationstendenzen erkennen. Das bis zur „tide mark" reichende Ablationsareal ist dagegen bereits nach 2 Monaten mit einer dünnen Bindegewebsschicht bedeckt, deren Stärke bis zum 6. Monat zunimmt. In der Kontrollgruppe weist die Bindegewebsschicht eine raschere Proliferationstendenz auf. Nach Ablauf von 4 Monaten lassen sich sowohl im Bereich der partiellen Knorpelresektion als auch nach kompletter Knorpelabrasion degenerative Veränderungen erkennen, die sich als gelblich verfärbte, stumpfe Knorpeloberflächen darstellen. Röntgenologisch sind in der Excimergruppe in 4 von 4 Fällen, in der Kontrollgruppe in 3 von 4 Fällen im 6. postoperativen Monat als Zeichen einer Arthrosis deformans osteophytäre Kantenausziehungen sowie eine subchondrale Sklerose an der medialen Femurkondyle zu erkennen. Die zu diesem Zeitpunkt in der Kontrollgruppe regelmäßig vorzufindende fibrilläre Knorpelauffaserung kommt nach Excimerablation in keinem Fall zur Darstellung.

Nach einer partiellen Meniskusresektion mit dem Excimer-Laser finden sich im postoperativen Frühverlauf (< 4 Wochen) keine signifikant von der Kontrollgruppe abweichenden makroskopischen Sektionsbefunde. Mit Beginn der 4. postoperativen Woche kommt es zu ersten Zeichen chondromalazischer Knorpeldegenerationen der mit dem resezierten Meniskussegment korrespondierenden Gelenkflächen. Mit zunehmender Beobachtungsdauer stellen sich makroskopisch und radiologisch die typischen Kennzeichen einer Kompartmentarthrose dar, deren Ausprägung stärker als die der Kontrollgruppe ist und nach einer wesentlich kürzeren postoperativen Latenzphase auftritt (Abb. 32). Der morphologische Aspekt einer mit Hilfe des Excimer-Lasers synovektomierten Kapselwand unterscheidet sich in keiner Hinsicht von den Befunden der Kontrollgruppe. In beiden Kollektiven ist

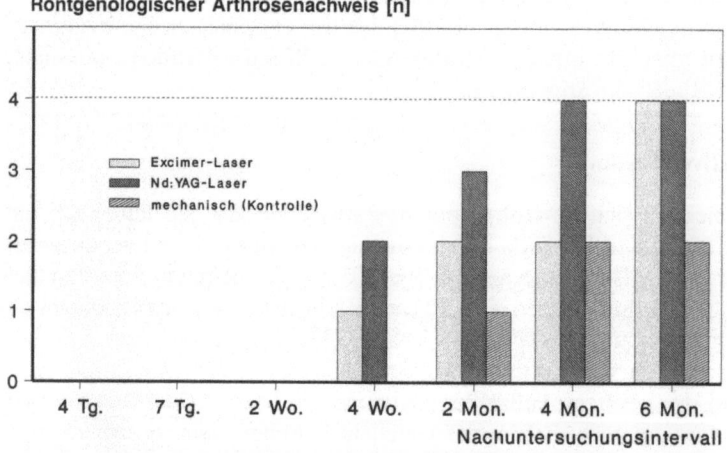

Abb. 32. Inzidenz röntgenologisch nachweisbarer Arthrosen nach mechanischer und laserassistierter Meniskusresektion (Kollektivgröße n = 4)

nach Ablauf von 4 Wochen eine flächenhafte Gewebeproliferation zu beobachten. Die Inzidenz und der Schweregrad begleitender reaktiver Synovitiden im Bereich nicht voroperierter Kapselareale unterscheiden sich in beiden Gruppen nicht.

Eine Knorpel„versiegelung" mit dem Nd:YAG-Laser führt im Vergleich zur Kontrollgruppe zum frühzeitigen Auftreten degenerativer Strukturveränderungen. Karbonisierte Gewebeareale sind auch nach einem Intervall von 6 Monaten ohne Hinweise auf reparative Gewebevorgänge unverändert nachweisbar.

Im Gegensatz zur Kontrollgruppe ist eine fibrilläre Knorpeldegeneration, die als eine typische Degenerationsform nach mechanischer Knorpelresektion zu beobachten ist, nicht aufgetreten. Nach Ablauf von 2 Monaten manifestieren sich vorzeitig Strukturveränderungen der Arthrosis deformans, die nach 4 Monaten auch das artikulierende Tibiaplateau erfassen. Die nach einer Knorpel„versiegelung" induzierte Arthrose übersteigt sowohl hinsichtlich ihrer Ausprägung als auch ihrer zeitlichen Latenz das nach mechanischen Eingriffen und nach Excimerablationen beobachtete Ausmaß.

Nach einer Kantenglättung des Meniskus mit Hilfe des Nd:YAG-Lasers finden sich am Meniskus während des gesamten Beobachtungszeitraums analog zu Beobachtungen aus der Kontrollgruppe keine Anzeichen für regenerative Veränderungen. Zeichen thermischer Gewebealterationen persistieren unverändert. Bereits nach 4 Wochen kommen chondromalazische Veränderungen des korrespondierenden Tibiaplateaus und der Femurgelenkfläche zur Darstellung, die nach 2 Mona-

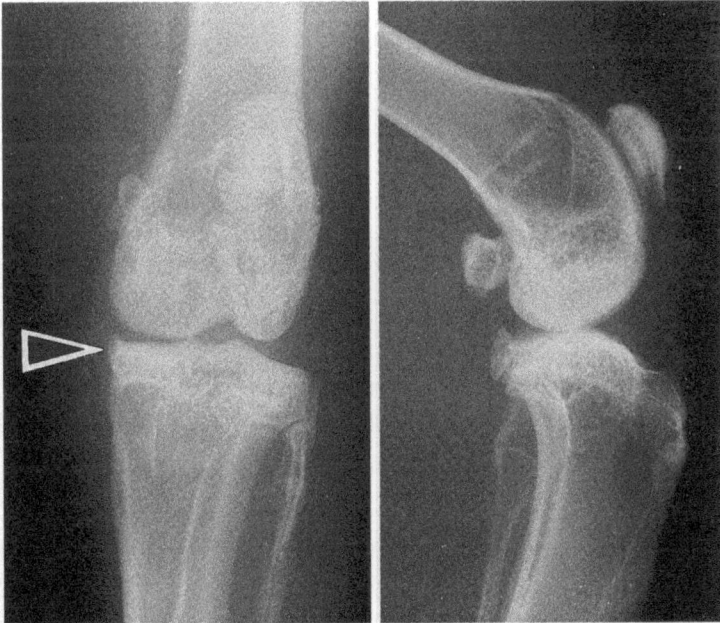

Abb. 33. Röntgenologische Diagnose einer medialen Kompartmentarthrose (*Pfeil*) 6 Monate nach partieller Meniskektomie mit dem Nd:YAG-Laser. Reduzierte Gelenkspaltweite, subchondrale Sklerose der medialen Gelenkflächen und Osteophytenbildung am Tibiaplateau

ten in eine Kompartmentarthrose übergehen. Nach 6 Monaten ist in 4 von 4 Fällen das Vollbild einer Arthrosis deformans (Abb. 33) mit reaktiver Synovitis und Ausbildung seröser Gelenkergüsse zu erkennen. In Relation zur mechanisch operierten Kontrollgruppe und auch in bezug auf die Excimermeniskusresektion besteht hier ein signifikant erhöhter Schweregrad der Kompartmentarthrose bei vorzeitigem Auftreten.

Die Abtragung der Synovialmembran mit dem Nd:YAG-Laser verhindert die frühzeitige Ausbildung einer sog. „Neosynovialis". Erste proliferative Gewebeveränderungen sind nach Ablauf von 1 Monat erkennbar, während in der Kontrollgruppe bereits in der 2. postoperativen Woche reparative Gewebeveränderungen auftreten. Im Frühverlauf war in keinem Fall der in den beiden anderen Subkollektiven häufig aufgetretene blutig-seröse Gelenkerguß anzutreffen. Im Laufe der Nachbeobachtungszeit von 6 Monaten bildet sich eine vom makroskopischen Aspekt regelrecht erscheinende Synovialmembran aus, wobei sämtliche Zeichen einer thermischen Gewebeläsion reversibel sind.

5.2.4 Reaktive Synovitis

Infolge des durch die Arthrotomie gesetzten Traumas ist im Frühverlauf in allen Gruppen eine erhöhte Synovitisinzidenz mit Ausbildung seröser Gelenkergüsse festzustellen. Signifikante Veränderungen lassen sich erst aus einer Analyse des Mittel- und Langzeitverlaufs ableiten (Tabelle 6). Nach Knorpeleingriffen steigt der makroskopische Aktivitätsindex nach Lindblad u. Hedfors im postoperativen Intervall von 4 und 6 Monaten signifikant an ($p < 0.05$), wobei das quantitative Ausmaß der Synovitis nach Operationen mit dem Excimer-Laser im Vergleich zur Kontrollgruppe und zur Nd:YAG-Operation geringer ist (Abb. 34a). Die zunehmenden synovitischen Veränderungen korrelieren hinsichtlich ihrer zeitlichen Inzidenz und Ausprägung mit sekundär-degenerativen Veränderungen am Gelenkknorpel.

Nach Meniskusresektionen findet sich während des gesamten Beobachtungszeitraums ein erhöhter Synovitisindex, der als Ausdruck einer Interferenz reaktiver Vorgänge in der Frühphase und degenerativer Alterationen im Spätverlauf anzusehen ist (Abb. 35a). Hierbei sind die zu beobachteten Synovitiszeichen nach Lasereingriffen gegenüber der Kontrollgruppe geringgradig schwerer ausgebildet. Die Synovektomie mit Hilfe des Nd:YAG-Lasers führt zu einer signifikanten Reduktion synovitischer Veränderungen im kurz- und mittelfristigen Verlauf ($p < 0.05$). Analog zu den Beobachtungen aus beiden übrigen Subkollektiven kommt es im Langzeitverlauf zu einer allmählichen Normalisierung des Aktivitätsindex (Abb. 36a).

Die lichtmikroskopische Beurteilung der an der lateralen Kapselwand entnommenen Synovialisbiopsie auf der Grundlage des unter Abschn. 5.1.2 definierten histologischen Synovitisscores ergibt eine enge Korrelation zwischen dem makroskopisch erfaßten Aktivitätsindex mit den histologisch verifizierten Veränderungen (Tabelle 7), so daß die oben dargestellten Beobachtungen hiermit durch histomorphologische Befunde untermauert werden können (Abb. 34b–36b).

Tabelle 6. Synovitis-Score nach Lindblad und Hedfors [145] auf der Grundlage des makroskopischen Sektionsbefundes

	Makroskopischer Aktivitätsscore							Gelenkerguß						
	4 Tg.	7 Tg.	2 Wo.	4 Wo.	2 Mon.	4 Mon.	6 Mon.	4 Tg.	7 Tg.	2 Wo.	4 Wo.	2 Mon.	4 Mon.	6 Mon.
Knorpeleingriff														
Mechanisch	4	3	2,5	1,5	1	3	4	2	1	1	0	0	0	2
Nd:YAG-Laser	3,5	2,5	3	1,5	1	2,5	4	3	2	2	1	0	1	2
Excimer-Laser	3	3,5	1,5	1	0,5	2	3	1	1	0	0	0	2	2
Meniskuseingriff														
Mechanisch	3	3	2	1	2	3	2,5	2	1	1	0	0	0	1
Nd:YAG-Laser	4,5	3	2,5	1,5	2	2,5	3,5	2	1	2	0	0	2	3
Excimer-Laser	3	3	1,5	0,5	1,5	3,5	3,5	1	1	0	0	1	1	2
Synovektomie														
Mechanisch	3,5	3	3	2	1,5	1	1	4	2	3	1	0	0	0
Nd:YAG-Laser	4	2,5	2	1	0,5	0	0	2	1	0	0	0	0	0
Excimer-Laser	4	2,5	2	1,5	0,5	1	0,5	4	3	2	0	0	0	0

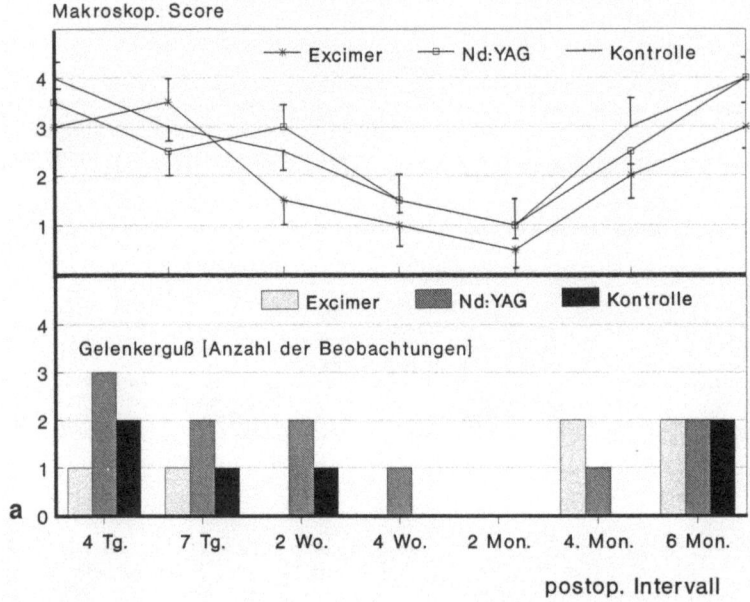

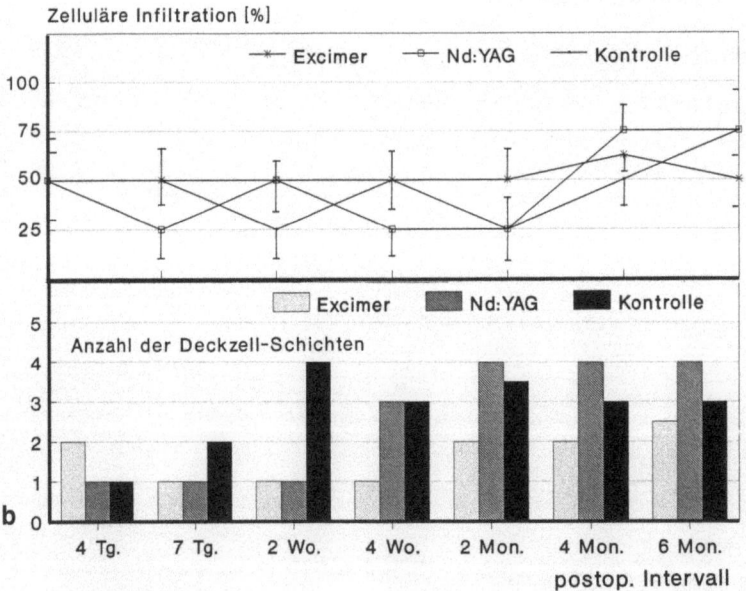

Abb. 34a, b. Synovitis-Score nach Lindblad und Hedfors [145] im postoperativen Verlauf nach Lasereingriffen am hyalinen Knorpel. **a** Makroskopische Beurteilung, **b** histomorphologische Beurteilung

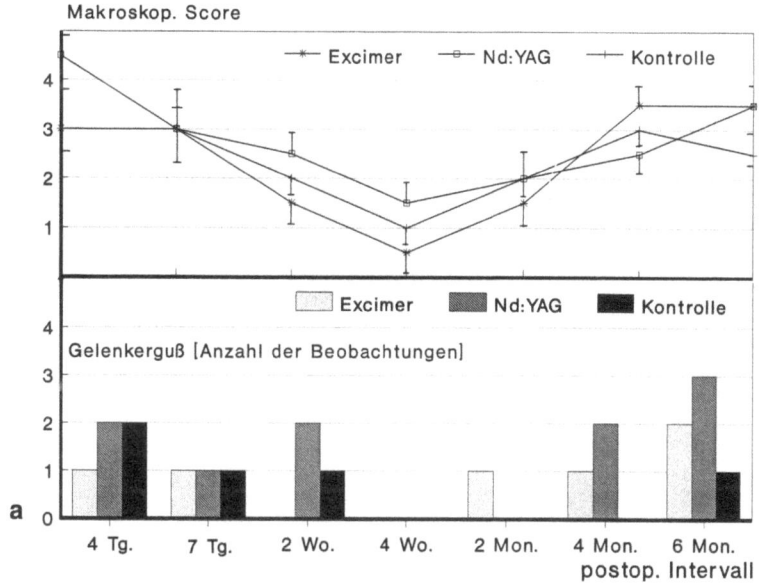
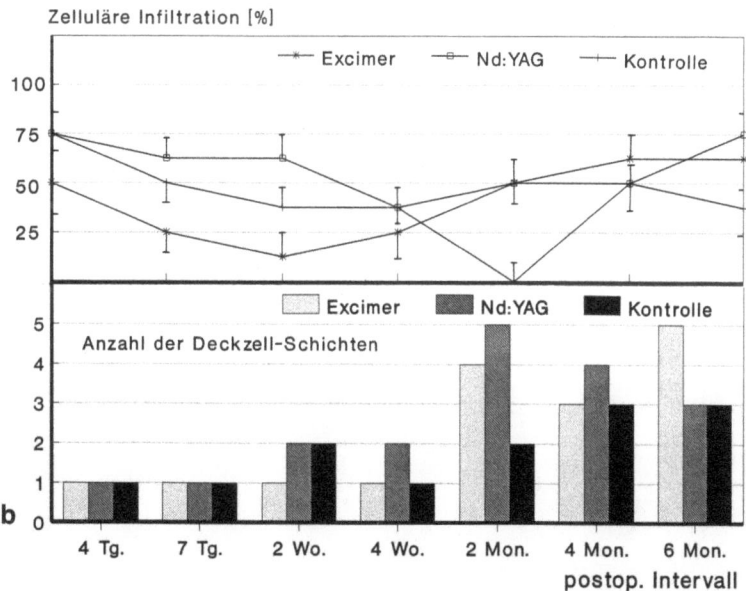

Abb. 35a, b. Synovitis-Score nach Lindblad und Hedfors [145] im postoperativen Verlauf nach laserassistierten Meniskusoperationen. **a** Makroskopische Beurteilung, **b** histomorphologische Beurteilung

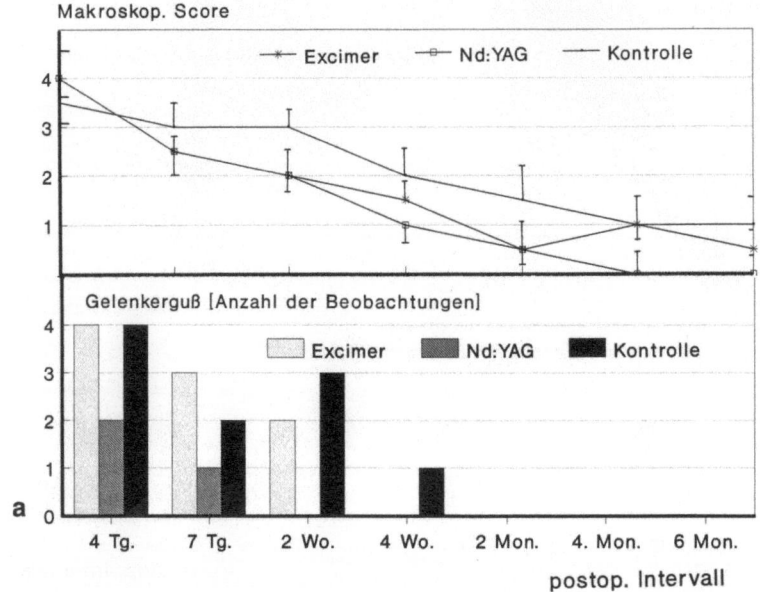
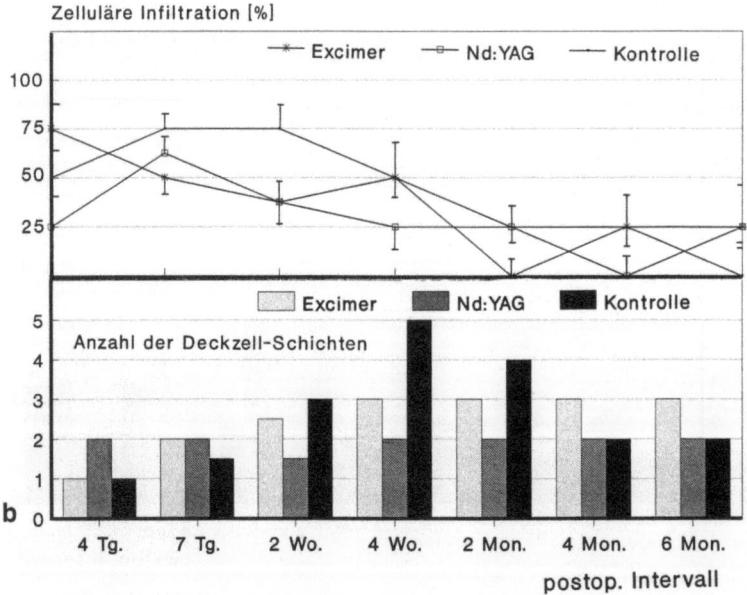

Abb. 36a, b. Synovitis-Score nach Lindblad und Hedfors [145] im postoperativen Verlauf nach Laser-Synovektomie. **a** Makroskopische Beurteilung, **b** histomorphologische Beurteilung

Tabelle 7. Synovitis-Score nach Lindblad und Hedfors [145] auf der Grundlage der histologischen Auswertung einer aus dem lateralen Rezessus entnommenen Synovialisbiopsie

	Anzahl der Deckzellschichten							Zelluläre Infiltration (Score)						
	4 Tg.	7 Tg.	2 Wo.	4 Wo.	2 Mon.	4 Mon.	6 Mon.	4 Tg.	7 Tg.	2 Wo.	4 Wo.	2 Mon.	4 Mon.	6 Mon.
Knorpeleingriff														
Mechanisch	1	2	4	3	3,5	3	3	2	2	1	2	1	2	3
Nd:YAG-Laser	1	1	1	3	4	4	4	2	1	2	1	1	3	3
Excimer-Laser	2	1	1	1	2	2	2,5	2	2	2	2	2	2,5	2
Meniskuseingriff														
Mechanisch	1	1	2	1	2	3	3	3	2	1,5	1	0	2	1,5
Nd:YAG-Laser	1	1	2	2	5	4	3	2	2,5	2	1,5	2	2	3
Excimer-Laser	1	1	1	1	4	3	5	2	1	0,5	1	2	2,5	2,5
Synovektomie														
Mechanisch	1	1,5	3	5	4	2	2	2	3	3	2	1	1	0
Nd:YAG-Laser	2	2	1,5	2	2	2	2	1	2,5	1,5	1	1	0	1
Excimer-Laser	1	2	2,5	3	3	3	3	3	2	1,5	2	0	1	1

5.2.5 Mikrobiologische Untersuchungsbefunde

In 3 Fällen ergab der intraartikuläre Abstrich einen positiven Bakteriennachweis. Die mikrobiologisch nachgewiesenen Infekte entstanden in Folge einer mechanischen Meniskusresektion, nach einer mechanischen Synovektomie sowie nach einer Knorpelbearbeitung mit dem Nd:YAG-Laser. In einem Fall bestand ein Pyarthros mit osteomyelitischen Destruktionen der Gelenkkörper; in beiden anderen Fällen lag eine hochgradige Synovitis mit seröser Ergußbildung vor.

5.2.6 Histomorphologische Untersuchungsbefunde

Knorpel„versiegelung" mit dem Nd:YAG-Laser (partieller Schichtdickendefekt)
Nach Ablauf von 1 Woche finden sich in den verbliebenen basalen Knorpelschichten histologisch Hinweise für degenerative Strukturveränderungen. Das hyaline Knorpelgewebe weist eine vermehrte Eosinophilie auf; die Nukleolen der Chondrozyten sind pyknotisch. Die strukturelle Architektur der „tide mark" ist erhalten. Im Bereich des subchondralen Knochens lassen sich keine Gewebealterationen nachweisen. In der Kontrollgruppe (Knorpelabtragung ohne nachfolgende Laser„versiegelung") kommen zu diesem Zeitpunkt noch keine degenerativen Veränderungen der Chondrozyten zur Darstellung. Es fallen jedoch ausgedehnte Fibrillationen der Knorpelstruktur auf, die sich bis auf das Niveau der „tide mark" erstrecken.

In der 2. postoperativen Woche ist es nach Laser„versiegelung" zu einer zunehmenden Karyopyknose und Karyorrhexis der Chondrozyten gekommen. Ferner treten jetzt erosive Knorpeldestruktionen auf. In der Kontrollgruppe finden sich zunehmende Knorpelauffaserungen, deren Ausdehnung sowohl im basalen als auch im marginalen Bereich progredient ist.

Nach 4 Wochen sind reparative Veränderungen noch nicht zu beobachten. Das der Oberfläche aufgelagerte amorphe Material, welches sich aus thermisch geschädigten Zell- und Gewebepartikeln zusammensetzt, ist weiterhin unverändert nachweisbar (Abb. 37). Die nach alleiniger mechanischer Behandlung ohne Laser-„versiegelung" typischerweise auftretenden fibrillären Substanzaufbrüche zeigen im basalen Bereich fortschreitende degenerative Veränderungen.

Nach 2 Monaten sind in der versiegelten Knorpelsubstanz nur noch vereinzelt pyknotische und weitgehend destruierte Chondrozyten vorzufinden. Überwiegend liegen zellfreie, mit amorphem Material gefüllte Inseln in einer stark eosinophilen Matrix vor. Im subchondralen Bereich besteht eine ausgeprägte Fibrose. Zu diesem Zeitpunkt ist es in der Kontrollgruppe zu einem weiteren Fortschreiten reparativer und degenerativer Vorgänge gekommen: es ist eine vermehrte basale Fibroblasteninvasion mit zunehmender Bindegewebeproliferation festzustellen, während eine progrediente Zytolyse der Knorpelzellen bei gleichzeitiger Degeneration der Matrixstruktur auftritt.

Im 4. postoperativen Monat sind sowohl in der Laser- als auch in der Kontrollgruppe weiterhin die vorbestehenden Strukturveränderungen anzutreffen. Die subchondrale Sklerose in der Lasergruppe hat an Ausdehnung zugenommen; die in der Kontrollgruppe beobachteten reparativen Veränderungen sind zum Stillstand gekommen.

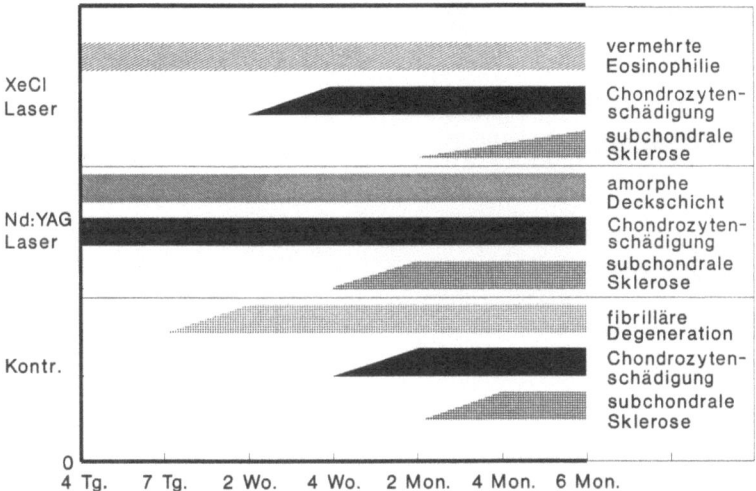

Abb. 37. Synopsis der morphologischen Veränderungen am hyalinen Knorpel nach mechanischen und laserassistierten Resektionen

Nach 6 Monaten sind im Vergleich zu den histologischen Vorbefunden nur noch geringe Veränderungen feststellbar. Die Oberflächenstruktur des Knorpels hat sich im Laufe der Beobachtungsdauer wenig geändert, insbesondere sind die aufgelagerten, amorphen Strukturpartikel unverändert nachweisbar. Die Laser-„versiegelung" führt zu einer glatten, regelmäßig begrenzten Knorpeloberfläche, während nach mechanischer Resektion unregelmäßig begrenzte, fibrillär aufgesplitterte Oberflächen resultieren. Das Ausmaß reparativer Vorgänge, die sich vorwiegend in Form einer basalen Fibrosierung manifestieren, ist in beiden Gruppen vergleichbar, wobei reaktive Veränderungen in der Lasergruppe verzögert einsetzen. Degenerative Strukturschäden treten dagegen nach Lasereingriffen in einer im qualitativen und quantitativen Sinne höherer Ausprägung auf und erstrecken sich im Gegensatz zum mechanischen Eingriff bis weit in die nicht laserexponierten Knorpelareale.

Knorpelablation mit dem XeCl Excimer-Laser (partieller Schichtdickendefekt)
Nach 4 Tagen kommt im basalen Bereich der Knorpelablation eine Zone vermehrter Eosinophilie zur Darstellung, deren Tiefenausdehnung bis zu 15 µm beträgt. Es handelt sich hierbei um thermisch alterierte Grundsubstanz. Die Oberfläche des Resektionsgebiets ist glattberandet ohne Hinweise für Fissuren oder Aufsplitterungen.

Untersuchungen der 1. postoperativen Woche ergeben ein ähnliches histologisches Bild. Morphologisch faßbare Veränderungen der Chondrozyten kommen nicht zur Darstellung. Reparative Vorgänge werden weder im Bereich der alterierten Grenzschicht noch in der Zone der „tide mark" beobachtet.

Nach 2 Wochen stellt sich die stark eosinophil anfärbbare basale Zone in einer Ausdehnung von über 50 µm dar. Die in der oberflächlichen Schicht gelegenen Chondrozyten weisen degenerative Veränderungen auf. Die zu diesem Zeitpunkt in der Kontrollgruppe aufgetretenen erosiven Aufbrüche werden nicht beobachtet.

In der 4. postoperativen Woche findet sich eine fortschreitende Degeneration der Chondrozyten im Sinne von Karyolysen und Karyopyknosen. Die Architektur der Knorpelmatrix ist unverändert erhalten. Die Oberfläche weist weiterhin eine glatte Struktur ohne Texturaufbrüche auf.

Nach 2 Monaten finden sich histomorphologische Zeichen der Zellnekrose in der gesamten Schichtdicke des behandelten Gewebes. Die Struktur der Grundsubstanz ist weiterhin erhalten, wobei eine bis auf die basalen Gewebsschichten reichende, vermehrte Eosinophilie auffällt. Proliferationen von Chondrozyten bzw. Clusterbildungen kommen nicht zur Darstellung.

Nach 4 und 6 Monaten bietet sich morphologisch das gleiche Bild. Bei einer glattberandeten Gelenkfläche und einer weitgehend erhaltenen Matrixarchitektur ist es zur Nekrose der Chondrozyten gekommen, ohne daß wesentliche reparative Strukturveränderungen nachgewiesen werden können. Im Vergleich zur Kontrollgruppe sind keine fibrillären Auffaserungen zu beobachten; gegenüber der Nd:YAG-„Versiegelung" erstrecken sich die sekundär induzierten Läsionen nicht auf benachbarte Gewebeareale. Die infolge mechanischer Eingriffe durch instrumentelle Knorpelauffaserungen induzierten Reparationsvorgänge im Bereich der „tide mark" lassen sich nach einer Knorpelablation mit dem Excimer-Laser nicht darstellen (Abb. 37).

Abrasionschondroplastik mit dem Nd:YAG-Laser
(kompletter Schichtdickendefekt)
Nach 1 Woche finden sich im Bereich der als Resektionsgrenze definierten „tide mark" Thrombosen in einer Tiefenausdehnung von über 300 µm, Koagulationsnekrosen, Areale vermehrter Eosinophilie und feinvakuolig strukturierte Gewebebezirke im Sinne von Vaporisationszonen. Der Defektgrund ist mit einem dünnen Film amorphen Materials bedeckt. Reparative Veränderungen bzw. zelluläre Invasionsaktivitäten sind nicht nachweisbar. In der mechanisch operierten Kontrollgruppe lassen sich zu diesem Zeitpunkt bereits am Defektgrund fusiform strukturierte, mesenchymale Zellelemente nachweisen.

Mit Ablauf der 2. Woche stellt sich die Ausdehnung der oben beschriebenen laserinduzierten Strukturveränderungen unverändert dar. Ausgehend von der Basis der Strukturdefekte ist nun eine Invasion phagozytärer Zellelemente, sowie von Granulozyten zu beobachten. Des weiteren ist es zur Immigration von Lymphozyten und Plasmazellen in diesen Bereich gekommen. In der Kontrollgruppe ist der basale Anteil des Knorpeldefekts nun mit einer dünnen Schicht aus lockerem Bindegewebe bedeckt, in dem fusiforme Mesenchymzellen dominieren.

Nach 4 Wochen stellt sich am Defektgrund ein lockeres Bindegewebe dar, das von fusiformen Mesenchymzellen durchsetzt ist. Vereinzelt finden sich abgelöste Knorpelpartikel. In den thermisch alterierten Gewebsschichten ist das nekrotische Material weitgehend eliminiert; auch hier zeigen sich ausgedehnte mesenchymale Reparationsvorgänge mit regelhaft nachweisbaren synovitischen Reaktionen (Abb. 38). In der Kontrollgruppe hat sich inzwischen eine dichte Textur fibrösen Bindegewebes konsolidiert.

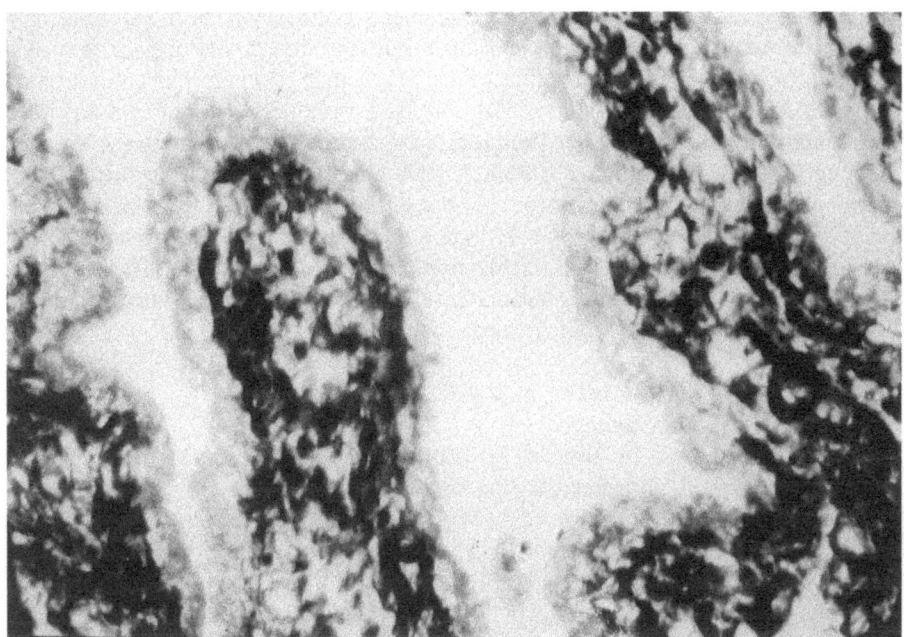

Abb. 38. Reaktive Synovitis 4 Monate nach Abrasionschondroplastik mit dem Nd: YAG-Laser. Azan-Färbung, Vergr. 1:160

Nach 2 Monaten haben sich in der Lasergruppe mit einer zeitlichen Verzögerung die oben beschriebenen Vorgänge eingestellt. Es ist zur Ausbildung eines dichten Bindegewebes gekommen. In der Kontrollgruppe finden sich jetzt disseminierte Areale unreifen Knorpelgewebes. Dieses Gewebe weist eine teils basophile, teils eosinophile oder färberisch indifferente Matrix auf. Hierbei ist anzunehmen, daß es sich überwiegend um ein faserknorpeliges Regenerat handelt. In diesen faserknorpeligen Regeneratinseln sind fusiform konfigurierte Zellelemente des fibrösen Bindegewebes nachweisbar. Die dem abradierten Kondylenareal angrenzenden hyalinen Knorpelflächen weisen in einer Randzone von durchschnittlich 500 µm Ausdehnung Nekrosen der Chondrozyten und eine erhöhte Eosinophilie der chondralen Grundsubstanz auf. In der Kontrollgruppe fehlen derartige Veränderungen; es besteht jedoch eine Auffaserung der angrenzenden Knorpelareale in einer marginalen Ausdehnung von über 600 µm.

Nach 4 Monaten finden sich nach Abrasionschondroplastiken mit dem Nd: YAG-Laser erste flächenhafte faserknorpelige Regenerate. In der Kontrollgruppe ist es zu einer weiteren Proliferation des oben beschriebenen Gewebes gekommen, so daß der Defektkrater nun ausgeglichen ist. Nach Lasereingriff hat das Ersatzgewebe noch nicht das Niveau des angrenzenden Knorpels erreicht.

Im 6. postoperativen Monat kommt sowohl in der Laser- als auch in der Kontrollgruppe ein mit Faserknorpel angefüllter Defekt zur Darstellung, der das Niveau der benachbarten hyalinknorpeligen Oberflächen erreicht hat. Die Struktur der „tide mark" ist regelrecht. Vereinzelt kommen, insbesondere in der Kontrollgruppe, degenerative Veränderungen einzelner Chondrozyten in Form einer verminderten Anfärbbarkeit bzw. einer Clusterbildung zur Darstellung. Es ist insgesamt ein identischer formaler Reparationsablauf nach mechanischer und lasergesteuerter Abrasionschondroplastik festzustellen, wobei der zeitliche Ablauf nach Lasereingriffen aufgrund einer initialen phagozytären Phase um etwa 4 Wochen verzögert ist. Darüber hinaus kommen nach Laseroperationen thermisch induzierte degenerative Veränderungen im marginalen Knorpelbereich zur Darstellung, die auch nach Ablauf von 6 Monaten deutliche strukturelle Veränderungen zur Folge haben. Die in der Kontrollgruppe durch mechanische Auffaserung bedingten Destruktionen der angrenzenden Knorpelflächen können dagegen durch eine Laseranwendung verhindert werden.

Abrasionschondroplastik mit dem XeCl Excimer-Laser
(kompletter Schichtdickendefekt)
Nach 1 Woche kommt im Bereich der „tide mark" eine 20 µm breite Zone thermisch geschädigten Gewebes zur Darstellung. Die strukturelle Architektur ist hierbei unversehrt. Eine Proliferation von mesenchymalen Zellen ist zu beobachten. In der Kontrollgruppe zeigen sich analoge Reparationsvorgänge.

Nach 2 Wochen lassen sich in Analogie zu den Vorgängen in der Kontrollgruppe Proliferationen von Blutgefäßen feststellen. Es hat sich eine dünne Bindegewebsschicht ausgebildet.

Nach 4 Wochen ist eine zunehmende Konsolidierung des Bindegewebes festzustellen. Die angrenzenden Knorpelschichten der nicht abladierten Gelenkfläche weisen eine marginale Degenerationszone von durchschnittlich 20 µm Ausdehnung auf, die durch eine vermehrte Eosinophilie gekennzeichnet ist. Die dort ansässigen Chondrozyten haben Karyolysen und -pyknosen ausgebildet. In der mechanisch operierten Gruppe ist es hingegen zu einer tiefreichenden Aufsplitterung der Knorpelstruktur im Grenzbereich gekommen.

Mit Ablauf des 2. postoperativen Monats findet sich analog zu den Beobachtungen der Kontrollgruppe zahlreiche Inseln eines noch unreifen faserknorpeligen Gewebes. Degenerative Veränderungen fehlen. Die Ausdehnung der marginalen laserinduzierten Randläsion ist konstant, während es in der Kontrollgruppe zu einer Progredienz der Faseraufsplitterung gekommen ist.

Nach 4 Monaten hat sich das faserknorpelige Gewebe weitgehend konsolidiert, womit ein Niveauausgleich zur benachbarten Gelenkfläche geschaffen ist. Der Defektkrater besteht nicht mehr.

Im 6. postoperativen Monat kommen zunehmend degenerative Veränderungen der Chondrozyten zur Darstellung. Dies betrifft auch den marginalen Bereich in der mechanisch operierten Gruppe. In der Excimer-Lasergruppe hingegen stellt sich im Grenzbereich zum intakten hyalinen Knorpel unverändert ein schmaler Bezirk alterierten Gewebes dar, der keine Progressionstendenz aufweist und die Entstehung fibrillärer Knorpeldegenerationen offensichtlich verhindert. Darüber hinaus ist bezüglich der am Ort der Abrasionschondroplastik auftretenden reparativen und degenerativen Veränderungen in qualitativer Hinsicht und auch hinsichtlich der zeitlichen Inzidenz kein signifikanter Unterschied zwischen der mechanischen Operation und dem Eingriff mit Hilfe des Excimer-Lasers festzustellen.

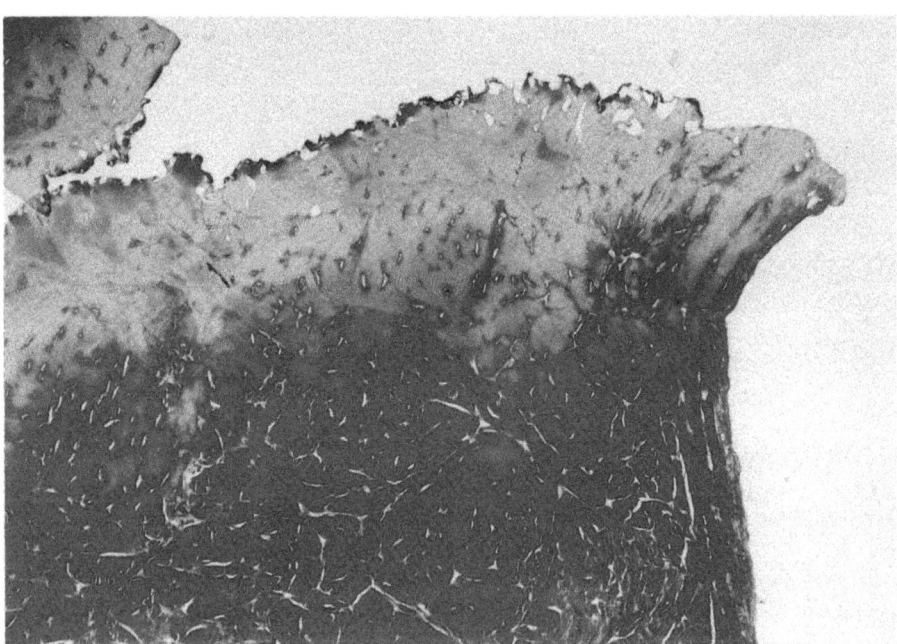

Abb. 39. Innenmeniskus 1 Woche nach partieller Resektion und Rand„versiegelung" mit dem Nd:YAG-Laser. Azan-Färbung, Vergr. 1:160. Aufgeworfene, mit karbonisiertem Gewebematerial bedeckte Übergangszone fehlender Anfärbbarkeit

Meniskusglättung mit dem Nd: YAG-Laser
Nach 4 Tagen bzw. 1 Woche kommt im Bereich der laser„versiegelten" Meniskuskante eine etwa 200 µm weite Zone thermisch geschädigten Gewebes zur Darstellung (Abb. 39). Histologisch zeigt sich hierbei eine amorphe zellfreie Struktur. Ferner finden sich vereinzelt Auflagerungen von karbonisiertem Gewebematerial. In der Kontrollgruppe bestehen zu diesem Zeitpunkt noch keine lichtmikroskopisch faßbaren Veränderungen.

Nach 2 Wochen sind im Bereich der meniskosynovialen Verbindungszone lympho- und plasmazelluläre Strukturen nachweisbar. Makrophagen werden nicht beobachtet. Die Intensität der reaktiven Zellimmigration überwiegt nach Lasereingriffen im Vergleich zur Kontrollgruppe.

In der 4. postoperativen Woche findet sich eine Zunahme zellulärer Strukturen im Bereich des laserexponierten Meniskussaumes. Spindelförmige Zellelemente sind in beiden Gruppen im Bereich der Resektionslinie nachweisbar. Im Gegensatz zur Lasergruppe finden sich an der Resektionskante des Meniskus ausgedehnte Auffaserungen der Meniskustextur.

Nach 2 Monaten ist in der Lasergruppe am Meniskusrand die Ausbildung einer dünnen, aus spindelförmigen Zellen bestehenden Schicht festzustellen. Die vermehrte Eosinophilie des Gewebes im Resektionsbereich ist weiterhin nachweisbar; sekundäre Degenerationen kommen jedoch nicht zur Darstellung. In der Kontrollgruppe ist ebenfalls eine Proliferation mesenchymaler Zellen im Kantenbereich des Meniskus zu beobachten. Die durch den Eingriff herbeigeführten Auf-

In-vivo-Untersuchungen

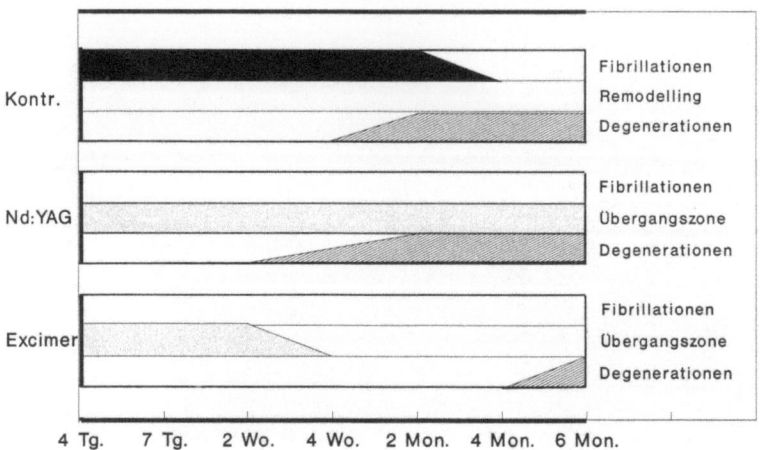

Abb. 40. Synopsis der morphologischen Veränderungen am Meniskus nach mechanischen und laserassistierten Resektionen

splitterungen der Faserstruktur zeigen eine deutliche Reparationstendenz, wobei eine Modellierung der teilweise unregelmäßig begrenzten Resektionslinie festzustellen ist.

Nach 4 Monaten ist die Eosinophilie des Randbereichs rückläufig. Es kommt zu einer weiteren Konsolidierung bindegewebiger Reparationen. Die Resektionskante ist regelmäßig konfiguriert. Hinweise auf vorangegangene thermische Schädigungen bestehen nicht mehr. In der Kontrollgruppe hat sich nun ein glatter Meniskusrand mit homogenen färberischen Eigenschaften ausgebildet.

Nach Ablauf von 6 Monaten finden sich sowohl nach Laseroperation als auch nach mechanischer Meniskusresektion glattberandete Meniskuskanten ohne Hinweise auf sekundäre degenerative Veränderungen. Die aufgrund der Kanten„versiegelung" entstandenen thermischen Gewebealterationen sind ebenso wie die auf mechanische Alterationen beruhenden fibrillären Strukturaufbrüche im Rahmen reparativer Vorgänge vollständig ausgeheilt. Dennoch ist es in keinem Fall zur Ausbildung eines sog. „Meniskusregenerats" mit einer dem originären Meniskus entsprechenden Konfiguration gekommen (Abb. 40).

Meniskusablation mit dem XeCl Excimer-Laser

Nach 1 Woche findet sich im Bereich der Resektionsfläche eine 15 µm breite Läsionszone, die aus amorphem Material besteht und durch eine erhöhte Eosinophilie charakterisiert ist. Faseraufsplitterungen lassen sich nicht beobachten.

Nach 2 Wochen ist keine weitere Ausdehnung der beschriebenen Läsionszone festzustellen. Die Zellelemente des Meniskus zeigen im Vergleich mit der Kontrollgruppe keine morphologischen Veränderungen. Das färberische Verhalten des bindegewebigen Strukturgerüsts ist homogen; Hinweise für Auffaserungen oder Degenerationen bestehen nicht. In Analogie zur Kontrollgruppe kommen im marginalen Bereich des Meniskus lympho- und plasmazelluläre Infiltrationen zur Darstellung.

Nach 4 Wochen finden sich reparative Vorgänge am Meniskus, die sich in einer Zunahme der Zellkonzentration sowie einer Hyperchromasie der Zellkerne darstellen. Das Ausmaß der zellulären Reaktion überwiegt in quantitativer Hinsicht in der Kontrollgruppe. Hier finden sich regenerative Prozesse insbesondere im Bereich der Strukturaufsplitterungen an der Resektionslinie.

Nach 2 Monaten ist eine vermehrte Eosinophilie als Ausdruck laserinduzierter Gewebeschädigungen nicht mehr zu beobachten. Es kommt zu einer fortschreitenden Modellierung des Meniskusrandes.

Nach 4 bzw. 6 Monaten stellt sich sowohl nach mechanischer Meniskusresektion als auch nach einer Laserablation ein gleichmäßig konfigurierter Randsaum dar. Fibrilläre Auffaserungen sind ebensowenig wie thermisch geschädigte Strukturen nachweisbar. Ein typisches „Meniskusregenerat" ist auch nach Ablation mit dem Excimer-Laser in keinem Fall beobachtet worden (Abb. 40).

Synovektomie mit dem Nd: YAG-Laser
Nach 4 Tagen finden sich im synovektomierten Kapselareal disseminierte Auflagerungen von karbonisiertem Material (Abb. 41). Thermische Gewebealterationen, die sich in Form von interstitiellen Vaporisationen und Zonen erhöhter Eosinophilie darstellen, erstrecken sich bis in das Stratum fibrosum. Eine typische Gelenkschleimhaut ist in keinem Fall nachweisbar. Die Gefäße des basalen Stratum fibrosum sind koaguliert und teilweise thrombosiert. Die mechanische Synovektomie der Kontrollgruppe erstreckt sich dagegen ausschließlich auf das Stratum synoviale. Veränderungen tiefergelegener Schichten werden nicht beobachtet.

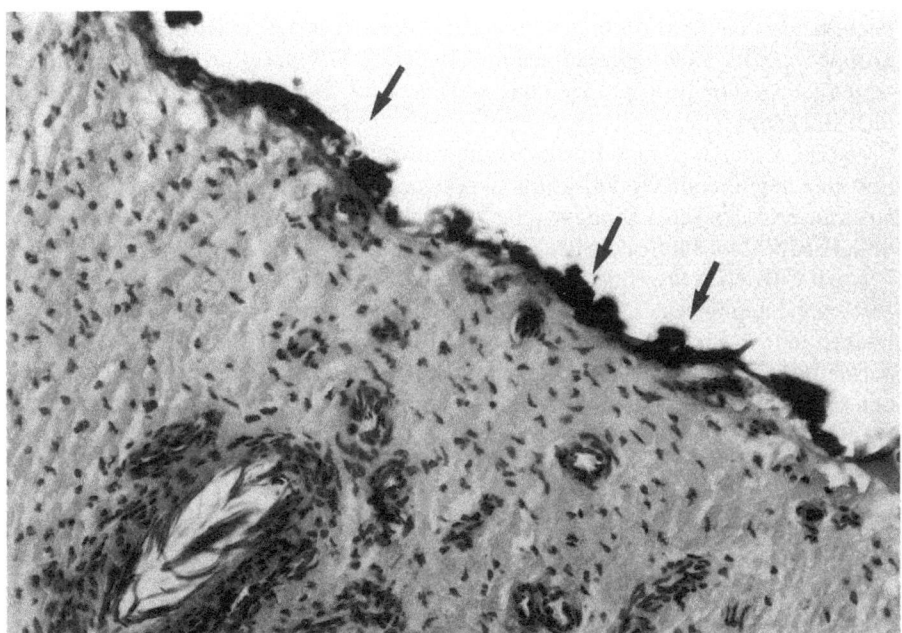

Abb. 41. Gelenkkapsel 4 Tage nach Nd: YAG-Laser-Synovektomie. H.E.-Färbung, Vergr. 1:160. Ausgedehnte Karbonisationen auf der Gewebeoberfläche (*Pfeile*)

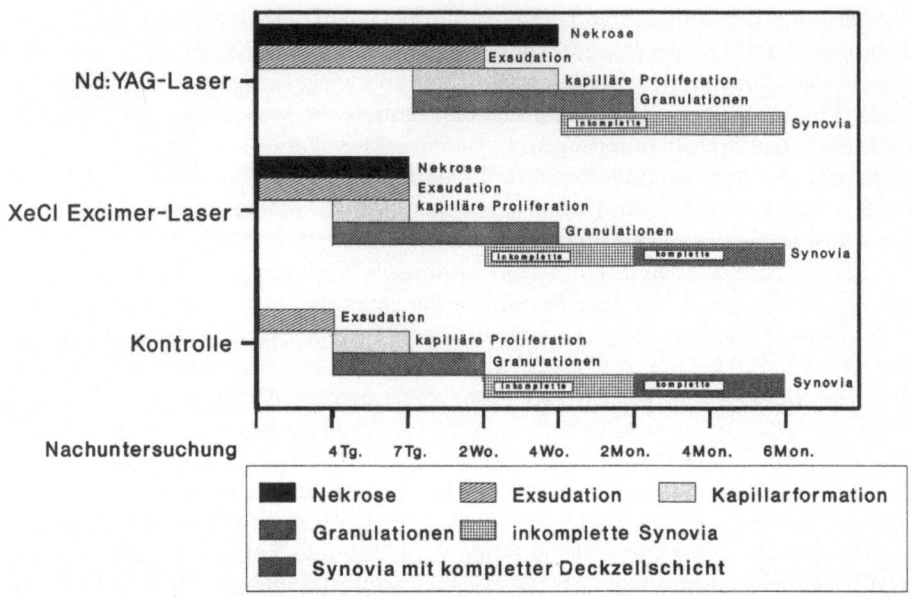

Abb. 42. Synopsis der morphologischen Veränderungen an der Gelenkkapsel nach mechanischer und laserassistierter Synovektomie

Nach 1 Woche finden sich ausgedehnte fibrinöse Exsudationen im Koagulationsbereich sowie eine deutliche granulozytäre Demarkierung der Nekrose. Eine beginnende Proliferation mesenchymaler Zellen ist festzustellen. In der Kontrollgruppe ist es zu einer ausgeprägten mesenchymalen Reparation gekommen, wobei jetzt auch Gefäßeinsprossungen nachweisbar sind. Synoviales Gewebe ist nicht zu identifizieren.

Nach 2 Wochen ist eine Einsprossung von kapillarreichem Granulationsgewebe und eine beginnende Organisation zu erkennen. In der Kontrollgruppe ist ein unstrukturiertes lockeres Bindegewebe zu sehen, das von zahlreichen Fibroblasten und Histiozyten durchsetzt ist.

Nach 4 Wochen lassen sich nach Lasersynovektomie kaum noch granulozytäre Infiltrate nachweisen. Die Gewebenekrose ist weitgehend organisiert. Teilweise bleiben jedoch thermisch induzierte strukturelle Läsionen nachweisbar, wobei die Ausdehnung der Läsionszone kontinuierlich abnimmt. Sekundäre Degenerationen sind nicht zu beobachten. Nach mechanischer Synovektomie findet sich jetzt ein strukturiertes Bindegewebe mit einem verhältnismäßig hohen Anteil zellulärer Komponenten. Die typische Architektur einer Synovialmembran liegt noch nicht vor.

Nach 2 Monaten sind Gewebe- und Zellfragmente nicht mehr nachweisbar. Das lockere Bindegewebe hat sich zunehmend konsolidiert. Zwischen den Kollagenfaserbündeln sind zahlreiche Bindegewebezellen, aber auch monozytäre Zellformen festzustellen. Ferner fallen perivaskulär lokalisierte lymphoplasmazelluläre Infiltrate auf. In der Kontrollgruppe ist es zu einem Fortschreiten der Reparation gekommen, wobei jetzt Struktureigenschaften der Synovialmembran erkennbar werden. Die Grenzzone zum Gelenkkavum konstituiert sich dabei überwiegend aus synovialen Deckzellen, teilweise aber auch aus Zellfortsätzen und freiliegenden Kollagenfasern.

Nach 4 Monaten ist eine weitere Konsolidierung festzustellen, wobei typische synoviale Deckschichtzellen die Synovialmembran bekleiden. In der Kontrollgruppe ist es zur Ausbildung einer regelrecht konfigurierten „Neosynovialis" gekommen, in der Deckzellschichten in einer Anordnung von 1–3 Reihen beobachtet werden. Ferner finden sich in der Tiefe der Synovialmembran in unterschiedlicher Ausprägung Rundzellinfiltrate.

Nach Ablauf von 6 Monaten hat das Bindegewebe in der Lasergruppe die Organisationsform der originären Synovialmembran erreicht. Es finden sich Teilbereiche, die noch nicht mit einer vollständigen Deckzellschicht überzogen sind. Degenerative Strukturveränderungen liegen nicht vor. In der Kontrollgruppe besteht nun ein morphologisch der ursprünglichen Synovialmembran entsprechendes Regenerat. Die im Rahmen entzündlicher bzw. reparativer Vorgänge aufgetretenen Rundzellinfiltrate haben sich weitgehend zurückgebildet (Abb. 42).

Synovektomie mit dem XeCl Excimer-Laser
Nach 4 Tagen weist die Gelenkkapsel im synovektomierten Bereich eine amorphe Zone von 20–25 µm Durchmesser auf. Tieferreichende Koagulationen werden nicht beobachtet. Gefäßverschlüsse bzw. Thrombosen liegen nicht vor. Die Laser-

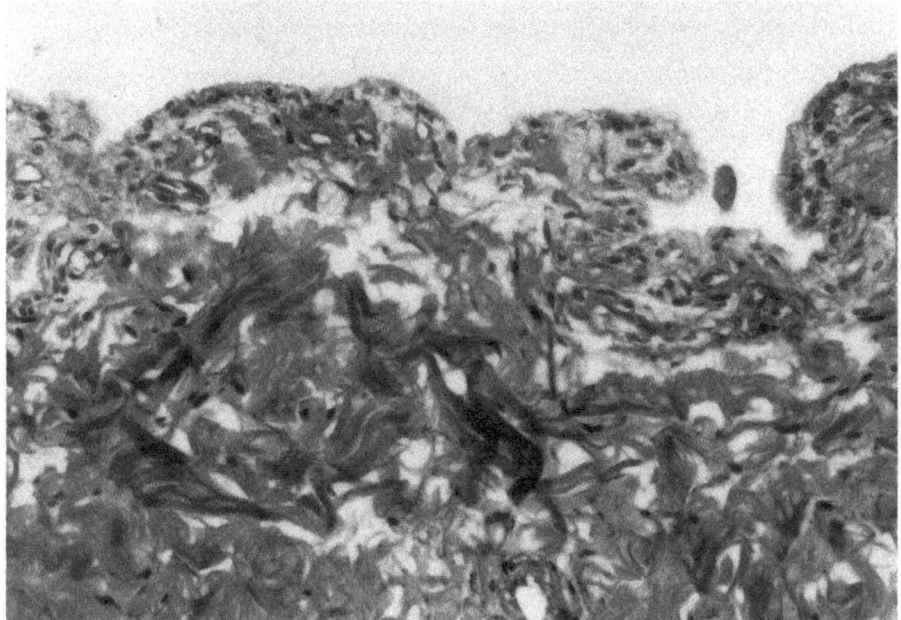

Abb. 43. Synovialmembran 6 Monate nach Synovektomie mit dem Excimer-Laser. Goldner-Färbung, Vergr. 1:260. Regelrecht strukturierte Synovialis ohne Hinweise für vorangegangene Gewebeläsionen

synovektomie erstreckt sich ausschließlich auf das Stratum synoviale ohne Induktion tieferreichender struktureller Alterationen.

Nach 1 Woche finden sich neben fibrinösen Exsudationen Proliferationen eines kapillarreichen Granulationsgewebes, dessen Ausmaß und Beschaffenheit mit den Abläufen nach mechanischer Synovektomie zu vergleichen ist.

In der 2. postoperativen Woche hat sich ein unstrukturiertes, lockeres Bindegewebe ausgebildet, das von Fibroblasten und Histiozyten durchsetzt ist. Morphologisch nachweisbare Strukturveränderungen durch Lasereinwirkung liegen nun nicht mehr vor.

Nach 4 Wochen ist eine Konsolidierung der synovialen Struktur festzustellen. Perivaskuläre Rundzellinfiltrate finden sich in höherem Ausmaß als in der Kontrollgruppe.

Nach 2 Monaten hat sich – analog zu den Entwicklungen der Kontrollgruppe – eine, teilweise noch unvollständige, synoviale Deckzellschicht ausgebildet. Das synoviale Fasergewebe weist zu diesem Zeitpunkt eine strukturell geordnete Architektur auf.

Nach 4 bzw. 6 Monaten ist es zur Ausbildung einer „Neosynovialis" gekommen, die in ihren Strukturmerkmalen mit der ursprünglichen Synovialmembran übereinstimmt (Abb. 43). Die zeitliche Entwicklung reparativer Vorgänge ist nach Excimer-Laserablation und nach mechanischem Eingriff identisch. Den ursprünglich durch den Laser induzierten marginalen Gewebeläsionen kommt keine Bedeutung hinsichtlich einer Heilungsverzögerung oder einer Ausbildung sekundär-degenerativer Strukturveränderungen zu (Abb. 42).

5.2.7 Morphologie der Faserstruktur und polarisationsoptische Analysen

Hyaliner Knorpel
Nach mechanischer Knorpelabtragung kommt es in Folge degenerativer Strukturveränderungen zu einer weitgehenden Demaskierung der kollagenen Fasern. Die durch Aufsplitterung und Abscherung bedingte Faserzerstörung ist im Beobachtungszeitraum von 6 Monaten progredient. Hinweise für eine Reorganisation der Faserarchitektur ergeben sich nicht.

In Folge einer Knorpel„versiegelung" mit dem Nd:YAG-Laser wird eine typische Demaskierung nach einem Beobachtungszeitraum von 4 Wochen offensichtlich. Im Bereich der initialen Koagulationszone ist eine geordnete Faserarchitektur nicht nachweisbar. Die sich anschließenden Knorpelareale lassen während des gesamten Beobachtungszeitraums eine geordnete Struktur erkennen, bei der insbesondere die für die Kontrollgruppe charakteristische fibrilläre Degeneration ausbleibt. Das Ausmaß der Faserdemaskierung nimmt im postoperativen Spätverlauf stetig zu.

Nach Knorpelablation mit Hilfe des Excimer-Lasers finden sich analoge Veränderungen, die jedoch hinsichtlich ihres chronologischen Ablaufs eine geringere Progredienz besitzen. Hier ist ebenfalls eine geordnete Faserstrukturierung zu beobachten, wobei die Ausdehnung demaskierter Faserareale ein erheblich geringeres Maß einnimmt.

Meniskus
Nach mechanischer Meniskusresektion findet sich zunächst als Ausdruck einer Strukturaufsplitterung im Resektionsbereich eine Zerstörung der kollagenen Faseranordnung. Diese ist bis zur 4. postoperativen Woche progredient. Mit dem 2. postoperativen Monat führen reparative Vorgänge zu einem erneuten Aufbau der ursprünglichen Faserkonfiguration, so daß die originäre Struktur nach 6 Monaten wiederhergestellt ist.

Eine Kanten„versiegelung" mit dem Nd:YAG-Laser verhindert die initiale und in der frühen postoperativen Phase progrediente Destruktion der tiefergelegenen Faserstruktur. Im Frühverlauf ist hier eine gehörige strukturelle Anordnung aufgrund der thermisch induzierten Gewebeschäden im Kantenbereich nicht nachweisbar. Nach 4 Wochen führen reparative Vorgänge zu einer Wiederherstellung des Fasergefüges, das nach 6 Monaten seinen regelrechten Aufbau wiedererlangt hat.

Nach Meniskusablation mit dem Excimer-Laser sind Faserdestruktionen lediglich in einer marginalen Resektionszone von 20 µm Ausdehnung nachweisbar. Es kommt zu keiner weiteren Degeneration; reparative Vorgänge führen nach Ablauf von 2 Monaten zu einer Rekonstruktion des ursprünglich durch Lasereinwirkung geschädigten Fasergerüsts.

5.2.8 Semiquantitative Erfassung des Proteoglykangehalts am hyalinen Knorpel (Safranin-O-Färbung)

Die Abb. 44 gibt einen Überblick über die Änderung des Färbeverhaltens nach partieller Knorpelabtragung mit mechanischen Instrumenten und mit Hilfe des Nd:YAG- und des Excimer-Lasers und läßt damit Rückschlüsse auf den Proteoglykangehalt der Matrix zu.

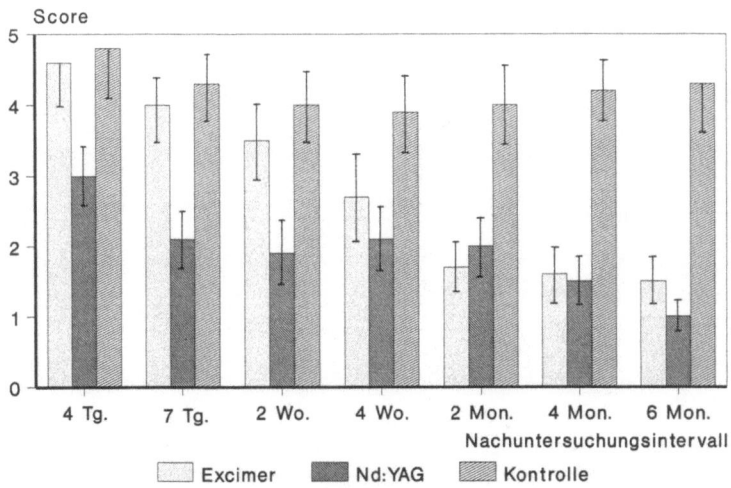

Abb. 44. Semiquantitative Bestimmung der Proteoglykankonzentration am hyalinen Knorpel durch Safranin-O-Färbung. Histochemischer Score nach Mankin [157]

Mechanische Knorpeleingriffe bedingen eine Reduktion der Proteoglykankonzentration, die in der 4. postoperativen Woche ihren Minimalwert erreicht. Im weiteren Verlauf ist eine geringe Konzentrationszunahme festzustellen, wobei der postoperative Ausgangswert auch im Langzeitverlauf nicht zu erreichen ist. Operationen mit dem Nd:YAG- und dem Excimer-Laser führen demgegenüber im mittel- und langfristigen Verlauf zu einer signifikanten Reduktion der Proteoglykankonzentration ($p < 0,01$). Der niedrige postoperative Ausgangswert nach Nd:YAG-Laserexposition ist durch die initial tiefgreifende Strukturschädigung zu erklären. Nach Excimer-Laserablation wird zunächst ein der mechanischen Operation vergleichbarer Ausgangswert erreicht; der darauffolgende stetige Abfall der Proteoglykankonzentration korreliert mit den morphologisch nachgewiesenen sekundären Strukturdegenerationen, wobei die mit Hilfe der Safranin-O-Methode analysierten Veränderungen den lichtmikroskopisch faßbaren strukturellen Alterationen vorausgehen.

5.2.9 $^{35}SO_4$-Inkorporation am hyalinen Knorpel (Autoradiographie)

Am nicht vorbehandelten Knorpel findet sich 24 h nach intraartikulärer Isotopeninstillation eine deutliche Anreicherung von $^{35}SO_4$ sowohl im Intrazellularbereich als auch in der Knorpelmatrix. Das quantitative Ausmaß der radioaktiv erzeugten Schwärzung des Emulsionsfilms ist in den oberflächlichen und basalen Knorpelschichten identisch.

Nach mechanischer Knorpelabtragung (partieller Schichtdickendefekt) findet sich zunächst sowohl im basalen als auch im marginalen Knorpelbereich eine unverminderte Sulfatanreicherung. Als Ausdruck einer zunehmenden Degeneration stellt sich nach Ablauf von 2 Monaten eine reduzierte Sulfatdiffusion dar, die basal eine zunehmende Schichtdicke des verbliebenen Knorpels erfaßt. In den

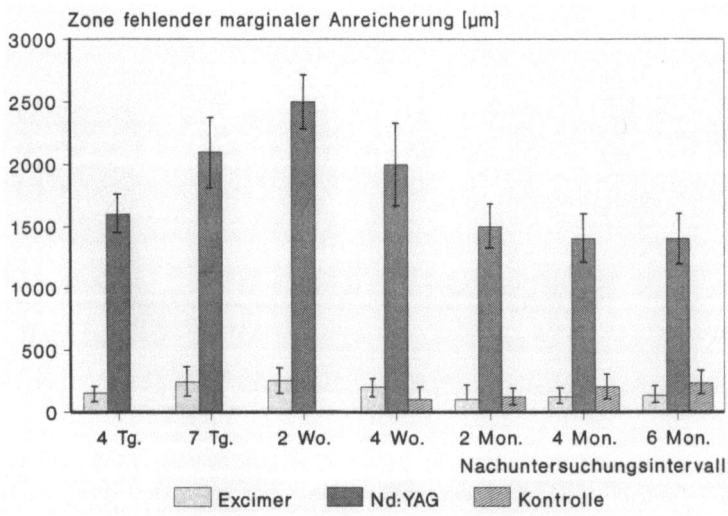

Abb. 45. Ausdehnung der reduzierten $^{35}SO_4$-Anreicherung im marginalen Bereich der Laserexposition bzw. mechanischen Resektion am hyalinen Knorpel

Randbereichen sind erste Störungen der $^{35}SO_4$-Inkorporation nach 4 Wochen nachweisbar. Im weiteren Beobachtungszeitraum bildet sich eine marginale Zone mit einer Ausdehnung von 2,3 mm aus, in der die intrazelluläre Sulfatanreicherung fehlt und in der hyalinen Grundsubstanz keine Isotopenaktivität nachzuweisen ist (Abb. 45).

Infolge einer Knorpel„versiegelung" mit dem Nd:YAG-Laser sind im gesamten Beobachtungszeitraum im Basalbereich der bestrahlten Oberfläche keine Radioisotopen des Natriumsulfats nachweisbar. Im Randbereich besteht eine Zone verminderter Substratanreicherung mit einer durchschnittlichen Ausdehnung von 1,6 mm. Dieses Areal erreicht in der 2. postoperativen Woche mit einer Ausdehnung von 2,5 mm seinen größten Umfang (Abb. 45). Mit zunehmender Beobachtungsdauer findet sich eine Wiederherstellung der Inkorporationsfähigkeit für $^{35}SO_4$ im marginalen Bereich.

Die Knorpelablation mit Hilfe des Excimer-Lasers läßt im basalen Bereich trotz wesentlich geringerer struktureller Veränderungen analog zu den Beobachtungen nach Nd:YAG-Laserapplikation eine fehlende Sulfatanreicherung erkennen. Es ist anzunehmen, daß auch hier aufgrund eines oberflächlichen „Versiegelungseffektes" ein irreversibles Diffusionshindernis geschaffen wird. In der marginalen Zone besteht initial in einer Ausdehnung von 150 µm eine fehlende Sulfatanreicherung (Abb. 45). Diese Zone geschädigter Knorpelstruktur erreicht in der 2. postoperativen Woche mit einer mittleren Ausdehnung von 250 µm ihr Maximum und bleibt nach Ablauf von 6 Monaten in einer Breite von durchschnittlich 130 µm konstant.

Hiermit besteht im Spätverlauf verglichen mit der mechanischen Knorpelabtragung und der „Versiegelung" ein signifikant geringeres Ausmaß der marginalen Knorpelschädigung ($p < 0,05$ bzw. $p < 0,001$).

6 Diskussion

Die medizinische Anwendung ablativ oder vorwiegend thermisch wirkender Lasersysteme als Alternative zur konventionellen Operationstechnik am Gelenk ist derzeit Gegenstand kontroverser Diskussionen [93, 139, 164, 179]. Bislang liegen experimentelle und klinische Erfahrungen mit einer Anwendung des

- XeCl bzw. KrF Excimer-Lasers [30, 56, 61, 64, 73, 77, 80, 103, 134, 152, 201, 202, 236],
- des Er:YAG- und des Ho:YAG-Lasers [3, 27, 39, 52, 57, 58, 98, 140, 144, 172, 218, 221, 222, 228, 233, 236],
- des CO_2-Lasers [70, 71, 176, 190, 224, 249, 250], sowie des
- Nd:YAG-Lasers [18, 66, 81, 93, 164, 178, 179, 180, 181, 199, 214, 217, 237]

in der Gelenkchirurgie vor; wobei jedoch in erster Linie der Mangel an gesicherten Kenntnissen über Spätfolgen der Laserapplikation einer unbedenklichen Einführung in den klinischen Routinegebrauch entgegenstehen [38, 134, 155].

Morphologische und morphometrische Analysen. Der XeCl Excimer-Laser zeichnet sich durch seine Fähigkeit zur Gewebeabtragung aus, die nur mit einer umschriebenen Übergangszone alterierten Gewebes im marginalen und basalen Bereich des Resektionsgebiets verbunden ist [8, 86, 87, 108, 124, 253, 254]. Die Ablationseigenschaften des Excimer-Lasers sind im Rahmen von In-vitro-Studien am Korneagewebe (193 nm) [189, 231], an Aorta, Koronargefäßen und Myokard (248 und 308 nm) [37, 55, 86, 146, 147], an Knochengewebe (193 nm) [154] sowie an der Bandscheibe (308 nm) [31, 251] zur Durchführung von Keratomien und Gefäßdesobliterationen („Angioplastie") sowie zur operativen Behandlung von Herzrhythmusstörungen, ferner zur Durchführung von Osteotomien und Nukleolysen untersucht worden. Diese Anwendungsbereiche setzen in Übereinstimmung mit den Erfordernissen der Gelenkchirurgie eine präzise und kalkulierbare Schnitt- bzw. Ablationscharakteristik auf dem Hintergrund einer begrenzten Läsionstoleranz des behandelten Gewebes voraus.

Die Ergebnisse unserer morphologischen Untersuchungen auf licht- und rasterelektronenmikroskopischer Ebene belegen, daß die Beobachtungen an Gefäß-, Kornea-, Myokard-, Bandscheiben- und Knochengewebe auf Knorpel-, Meniskus- und Synovialstrukturen übertragen werden können. In Übereinstimmung mit ersten Erfahrungen von Buchelt, Dressel, Hohlbach und Kroitzsch [31, 56, 103, 134] ergeben sich unabhängig von der jeweiligen morphologischen Struktur der exponierten Gewebe keine Hinweise für eine nennenswerte thermische Strukturschädigung.

Die in lichtmikroskopischen Präparaten zu beobachtende, aus amorphem Material und strukturell geschädigtem Gewebe bestehende Übergangszone nimmt nur einen schmalen Bereich von 14–24 µm ein. Diese lichtmikroskopisch als amorph charakterisierte Zone korrespondiert im rasterelektronenmikroskopischen Bild mit einem unstrukturierten Film, der die deutlich identifizierbaren und in ihrer Gewebearchitektur unversehrten kollagenen Faserstümpfe überschichtet. Auf der Basis transmissionselektronenmikroskopischer Befunde von Gerber et al. ist zu diskutieren, daß sich diese Oberflächenschicht möglicherweise aus einer Aggregation abladierter Gewebepartikel und thermisch geschädigtem autochtonem Gewebe konstituiert [72].

Hiermit eröffnet sich für den Anwendungsbereich der Meniskus- und Knorpelchirurgie die Möglichkeit einer Strukturkonsolidierung durch eine gezielte Gewebe„versiegelung", die den durch eine mechanische Behandlung erzeugten und für die langfristige Prognose als äußerst ungünstig zu beurteilenden Gewebeaufbrüchen [220] entgegenwirkt und – in Anlehnung an die Ergebnisse nach Laseranastomosierungen [184] – eine ausreichende mechanische Stabilität erwarten läßt.

Ein Phänomen, das möglicherweise zur Erklärung der bei hohen Repetitionsraten in vermehrter Ausdehnung vorzufindenden Alterationszonen beiträgt, ist die mechanische Ablationskinetik [157, 196]. Hochgeschwindigkeitsaufnahmen haben hierzu ergeben, daß die Ablationsprodukte mit einer Geschwindigkeit von 10^3 m/s aus dem exponierten Areal herausgeschleudert werden [117, 193, 241] und daß dabei auch Ablationsprodukte an den marginalen Grenzen des Ablationskraters angelagert werden [260].

Die Laserablation hängt von Gewebeparametern und Laserparametern ab. Unter den Laserparametern bestimmen Energiedichte, Pulsdauer, Repetitionsrate und Expositionsdauer die Größe des abladierten Gewebevolumens [170]. Aus unseren morphometrischen Untersuchungen am hyalinen Knorpel, Meniskus und der Synovialmembran geht hervor, daß die Repetitionsrate des XeCl Lasers für die Ausdehnung basaler und marginaler Strukturalterationen einen besonders sensitiven Faktor darstellt. Zu ähnlichen Resultaten kommen Kroitzsch et al. bei Untersuchungen an menschlichen Menisken [134].

Eine neben weiteren Theorien zur thermischen Interaktion allgemein anerkannte Erklärung dieses Phänomens findet sich in der Beziehung von Repetitionsrate und Pulsdauer des Lasers sowie Wärmeleitung und gewebespezifischer thermischer Relaxationszeit der exponierten Strukturen [170, 173, 232]. Bei einer niedrigen Repetitionsrate ist bei Eintreffen des folgenden Laserpulses im exponierten Gewebeareal die deponierte Wärmeenergie durch Wärmeleitung abgeführt; mit Erhöhung der Repetitionsrate und einer damit verbundenen Reduktion des für die thermische Relaxation maßgeblichen „freien Intervalls" wird schließlich eine relevante Wärmeenergie deponiert [5, 95].

Ein quantitativer Vergleich der resultierenden morphometrischen Daten mit den wenigen, bisher publizierten Ergebnissen ist aufgrund der unterschiedlichen physikalischen Versuchsbedingungen nur unter Einschränkung möglich. Die Übergangszone morphologischer Strukturschäden nimmt bei der in unseren Versuchen zugrundegelegten maximalen Energiedosis von 84 J ein Maximum von 42,5 µm an. Dressel et al. ermittelten lichtmikroskopisch am Knorpel-Knochen-

Präparat eine Zonenausdehnung von 25 – 40 µm; auf transmissionselektronenmikroskopischer Ebene stellten Hohlbach et al. am Meniskus eine in Mittel 45 µm ausgedehnte Schädigungszone fest [56, 103].

Der Nd:YAG-Laser basiert im Gegensatz zu gepulsten UV-Lasern auf einem thermischen Interaktionsmodus. Entsprechend finden sich ausgedehnte thermische Alterationszonen am bestrahlten Gewebe [141, 142, 256]. In Übereinstimmung mit unseren morphologischen Ergebnissen zeigen sich an parenchymatösen Organen, an der Gefäßwand und am Bindegewebe morphologische Zeichen der Koagulationsnekrose, Karbonisationsareale sowie polymorphe Lakunen [110, 252]. Ultrastrukturelle Untersuchungen lassen dabei Koagulationsschäden in einer Ausdehnung von 300 µm bei einer Vaporisationszone bis zu 1000 µm erkennen [66]. Die in begrenzter Zahl vorliegenden In-vivo-Untersuchungen zur Frage reparativer und degenerativer Folgeschäden nach Induktion derartiger struktureller Schädigungen konnten nicht übereinstimmend zum Nachweis dauerhafter Folgen kommen [2, 74].

Am kompakten und zellarmen Knorpelgewebe läßt der Nd:YAG-Laser nach unseren Erfahrungen bei differenzierter Kontrolle der Expositionsparameter entgegen den Beobachtungen verschiedener Autoren eine mit ausreichender Sicherheit in quantitativer und qualitativer Hinsicht kalkulierbare Gewebewirkung zu. Hiermit kann die von Wollenek et al. an Gefäßpräparaten gemachte Beobachtung, daß eine geringe Reproduzierbarkeit und Voraussagbarkeit hinsichtlich des qualitativen Ausmaßes der Gewebealteration besteht, in bezug auf die kompakte Meniskus- und Knorpelstruktur nicht bestätigt werden [252].

Übereinstimmend mit Abela et al. und Welch et al. konnten wir abhängig von der applizierten Energiedichte eine typische zonale Gliederung der laserinduzierten Strukturveränderungen feststellen [1, 245]. Nach McKenzie [162, 163] sind diese Areale als Karbonisationszonen, Vaporisationszonen und Koagulationszonen zu klassifizieren. Unabhängig von der Struktur des exponierten Gewebes und vorbestehender pathologischer Veränderungen findet sich bei unserer Analyse in Analogie zu Untersuchungen an Gefäßen und parenchymatösen Organen [238, 245, 259] ein monomorphes histologisches Bild: die Karbonisationszone besteht aus amorphen, verkohlten Gewebemassen; es schließt sich ein durch interstitielle Vakuolen gekennzeichnetes Areal an, dem ein Gebiet koagulierten Gewebes folgt.

Trotz dieser, unter strukturellen Gesichtspunkten einheitlichen Alterationsform ergeben sich bei einer subtilen Vorgabe der Laserausgangsparameter sowie einer differenzierten Gewebeklassifikation signifikante Unterschiede hinsichtlich der quantitativen Ausdehnung in den beobachteten Läsionszonen.

Detaillierte thermographische Darstellungen der unter Einwirkung des Nd:YAG-Lasers erzeugten Gewebetemperatur in bezug zur beschriebenen histologischen Zonenklassifikation finden sich in Arbeiten von Welch et al. [245]. Hierin konnte an Aortengewebe gezeigt werden, daß innerhalb der histologisch differenzierten Zonen isotherme Verhältnisse bestehen, die sich als Funktion der Wärmeleitung ergeben. I. allg. stellen sich dabei zelluläre Schrumpfungsvorgänge und interstitielle Dehydratationen (Koagulationen) bei einer über 60 °C hinausgehenden Temperatur dar. Vesikuläre Formationen unter Ausbildung multipler Vakuolen treten bei Temperaturen über 120 °C auf. Gewebeablationen werden typischerweise bei Temperaturen über 180 °C beobachtet.

Die beschriebenen Phänomene in der Laser-Gewebeinteraktion und die Variabilität der Laserausgangsparameter und der Laserapplikation erklären die in weiten Bereichen schwankenden Angaben zur Ausdehnung morphologischer Schädigungsbereiche (Übergangszonen) nach Laserexposition. So beschrieben Miller et al. und O'Brien et al. beim Nd:YAG-Laser thermische Läsionszonen von 0,2 mm Ausdehnung [164]. Bickerstaff et al. fanden bei Anwendung eines Kontakt-Nd:YAG-Lasers Übergangszonen von 0,1 mm [18], und Fronek et al. beschrieben Läsionszonen von durchschnittlich 0,27 mm [66]. Smith stellte nach CO_2-Laseranwendung eine Schädigungszone von bis zu 0,15 mm fest [224]. Nach Excimer-Laserbestrahlung werden in der Literatur morphologische Läsionszonen von 0,03 bis 0,3 mm angegeben [30, 56, 174]. Ähnlich hoch ist die Schwankungsbreite beim Ho:YAG-Laser: hier werden thermisch alterierte Übergangszonen in einer Ausdehnung von 0,4–0,55 mm gemessen [174, 221, 233].

Optische Gewebeeigenschaften. Über Laserparameter und Gewebemorphologie hinaus beeinflussen gewebespezifische optische Eigenschaften ganz wesentlich das Ausmaß der Ablations- und Läsionszone. Eine systematische Analyse der optischen Eigenschaften von Knorpel-, Meniskus- und Synovialgewebe ist in der bisherigen Literatur nicht erfolgt.

Spektrophotometrische Untersuchungen optischer Gewebeeigenschaften an Gefäßstrukturen haben gezeigt, daß sich auf der Grundlage unterschiedlicher optischer Eigenschaften Möglichkeiten zur bevorzugten Ablation von atheromatös geschädigtem Gewebe ergeben [192, 193]. Die Frage, in welchem Maße eine strukturspezifische Diskrimination in der Laseranwendung möglich ist, ist aus einer Analyse gewebespezifischer Absorptionseigenschaften in bezug auf den Wellenlängenbereich des applizierten Lichts zu beantworten. Hierzu wurden grundlegende Untersuchungen von Prince und van Gemert an Gefäßstrukturen durchgeführt [191, 234].

Bislang liegen in der Literatur nur vereinzelt Ansätze zur Untersuchung optischer Eigenschaften an Gelenkstrukturen vor. Lediglich Vangsness u. Mitarb. haben Meniskuspräparate im Spektralbereich von 300–2500 nm analysiert [235]. Die Autoren fanden hierbei eine gleichförmige Absorptionscharakteristik bei allen untersuchten Geweben, ohne daß die optischen Daten eine Differenzierung hinsichtlich der morphologischen Meniskusstruktur oder der Schichtdicke des Präparats erlaubten. Aufgrund einer Ähnlichkeit der errechneten Absorptionskurven mit dem Spektralverhalten des Wassers [12] wurde gefolgert, daß der Wassergehalt des Gewebes der entscheidende Faktor für die wellenlängenspezifische Absorptionsgröße sei [235].

Die vorliegenden, unter der Voraussetzung einer systematischen Strukturklassifikation auf histologisch-anatomischer und pathologischer Ebene durchgeführten Untersuchungen, welche erstmals den UV-Spektralbereich < 300 nm in die Analyse einbeziehen, haben insbesondere für Wellenlängen unterhalb 300 nm signifikante Unterschiede hinsichtlich der optischen Gewebeeigenschaften erbracht. Hyaliner Knorpel, Meniskus und Synovialmembran weisen im Spektralbereich von 250–300 nm quantitativ unterschiedlich ausgeprägte Absorptionsmaxima auf, die durch Interferenz mit aromatischen Aminosäuren, Nukleinsäuren und Amidgruppen zu erklären sind [10]. Darüber hinaus ist die Synovialmembran durch eine erhöhte optische Dichte im Bereich von 380–450 nm charakterisiert, die möglicherweise durch eine im Vergleich zu Knorpel- und Meniskusgewebe erhöhte Konzentration von Hämoglobin und NADH zu interpretieren ist [188].

Degenerative und entzündliche Strukturveränderungen führen in der Regel zu einer signifikanten Erhöhung der optischen Dichte im gesamten untersuchten Spektralbereich. Diese Unterschiede sind jedoch offensichtlich zu gering, um eine selektive Abtragung des pathologisch veränderten Gewebes allein durch die Wahl geeigneter Laserparameter mittels Laserablation zu erreichen. In Übereinstimmung mit Untersuchungen von Anderson et al. ist auf dem Hintergrund der eigenen Resultate zu folgern, daß durch die Wahl geeigneter Lasersysteme in Kenntnis der spezifischen optischen Eigenschaften der behandelten Strukturen zwar eine präferentielle Ablation zu erreichen ist, eine Selektivität auf der Grundlage der optischen Strukturdichte jedoch nicht zu realisieren ist [5].

Es sind zahlreiche Versuche unternommen worden, die optischen Gewebeeigenschaften durch Inkorporation von Farbstoffen zu optimieren und auf dem Wege einer selektiven Erhöhung der Ablationseffektivität Grundlagen für eine selektive Gewebeabtragung zu schaffen. Beispielsweise haben Grothues-Spork et al. durch Inkubation der Gewebepräparate mit Diclofenac und Vitamin-B-Komplex eine signifikante Erhöhung der optischen Dichte im UV-Bereich, verbunden mit einer erhöhten Ablationsrate bei XeCl Excimer-Laserbestrahlung erzielen können [82, 83]. Im Hinblick auf eine Übertragung dieser, im In-vitro-Versuch gewonnenen Ergebnisse auf den klinischen Anwendungsbereich stellt die Pharmakokinetik der applizierten Substanzen eine weitere, wesentliche Problematik dar.

Der Nachweis gewebespezifischer Fluoreszenzspektren eröffnet für eine klinische Anwendung die Möglichkeit zur kontrollierten Laserexposition durch Steuerung über entsprechend programmierte Feed-back-Systeme [9, 22, 45, 50, 105, 127, 153, 160]. Deckelbaum et al. haben die Fluoreszenzspektroskopie erstmalig zur Laserangioplastie durch Konstruktion eines über die Gewebefluoreszenz gesteuerten Lasersystems in bezug auf einen klinischen Anwendungsbereich experimentell eingesetzt [46]. Garrand et al. haben dieses System in Verbindung mit einem Ho:YAG-Laser zur Angioplastie weiterentwickelt und im In-vitro-Versuch die prinzipielle Praktikabilität belegt [69].

Aus dem gelenkchirurgischen Bereich existieren erste Mitteilungen von Pelinka u. Janousek über eine Diskrimination verschiedener Gelenkstrukturen anhand ihrer spezifischen Fluoreszenzspektren bei Laserexposition [187]. Derzeit bedarf es allerdings noch erheblicher technischer Weiterentwicklungen dieses aussichtsreichen Ansatzes, um praktikable Kathetersysteme und sichere Algorithmen zur fluoreszenzgesteuerten Laserablation für den klinischen Routinegebrauch zu erhalten [178]. Bei allen Betrachtungen optischer Gewebeeigenschaften gilt die Einschränkung, daß die getroffenen Schlußfolgerungen ausschließlich für natives Gewebe Gültigkeit besitzen; wie die vorliegenden Ergebnisse erstmals zeigen, ist nach Eintreffen des ersten Laserpulses je nach Art des verwendeten Lasers eine Modifikation der optischen Eigenschaften erfolgt, die zu veränderten physikalischen Bedingungen führt [5, 49, 143]. Zwischenzeitlich konnte dies auch am Gefäßgewebe für 308 nm belegt werden [215].

In-vivo-Untersuchungen und biomechanische Studien. Über die beschriebenen In-vitro-Beobachtungen hinaus bildet die Analyse der durch eine Laseranwendung unmittelbar oder indirekt ausgelösten reparativen und degenerativen Mechanismen auf der Grundlage eines In-vivo-Modells ein wesentliches Kriterium für die Beurteilung der klinischen Wertigkeit dieser neuartigen Operationstechnik.

Eine Knorpelresektion auf intrachondralem Niveau, ein sog. partieller Schichtdickendefekt, besitzt nach unseren Untersuchungen am zugrundegelegten In-vivo-Modell in einem Beobachtungszeitraum von 6 Monaten keine signifikante Reparationstendenz. In der Literatur werden kontroverse Standpunkte zur Reparationskapazität des hyalinen Knorpels nach partiellen Schichtdickendefekten bezogen: während Fuller u. Klein zur Auffassung gelangen, daß keine Reparation erfolgt [67, 128], sind Bennett u. Bauer der Überzeugung, daß in vereinzelten Fällen eine Restitutio ad integrum möglich sei [14, 15]. Verschiedene Arbeitsgruppen haben demgegenüber regelhaft eine vollständige Knorpelregeneration beobachtet [26, 34]. Mankin konnte durch Untersuchungen mit ^{3}H-Thymidin zwar eine vermehrte mitotische Aktivität in Randbereichen des Knorpeldefekts nachweisen; eine morphologische Restitution kam jedoch nicht zur Beobachtung [155]. Darüber hinaus ergaben ultrastrukturelle Untersuchungen Hinweise für eine vermehrte metabolische Aktivität der Chondrozyten [67].

Aus morphologischen Untersuchungen von Fuller et al. folgt, daß der hyaline Knorpel sowohl am wachsenden Skelett als auch im reifen Zustand nicht zur Reparation befähigt ist [67]. Die Autoren kommen übereinstimmend mit DePalma [48] zur Überzeugung, daß dem Alter der Versuchstiere für das Ergebnis von In-vivo-Experimenten keine wesentliche Bedeutung beizumessen sei. Zur Begründung dieser diskrepanten Ergebnisse läßt sich die von Haebler et al. geäußerte Vermutung heranziehen, daß insbesondere bei geringen Knorpelschichtdicken artifizielle Eröffnungen subchondraler Bereiche zur Induktion von Reparationsvorgängen geführt haben [89]. In der eigenen Versuchsserie konnte auf lichtmikroskopischer Ebene keine Knorpelregeneration nachgewiesen werden; lediglich nach einer unbeabsichtigten Exposition der kalzifizierten Knorpelschicht, die lichtmikroskopisch an einer Kontinuitätstrennung der „tide mark" erkennbar war und in unserem Modellversuch ein Kriterium zum Studienausschluß darstellte, waren mesenchymale Reparationsvorgänge zu verifizieren.

Weitgehende Übereinstimmung besteht in der Auffassung, daß durch Exposition der basalen Knorpelschichten, der sog. „tide mark", ein Reparationsprozeß initiiert wird, der über eine Proliferation mesenchymaler Zellen durch Ausbildung von Faserknorpel zur Defektheilung beiträgt [40]. Untersuchungen von Converey und DePalma haben hierzu ergeben, daß die Reparationsvorgänge zu einem vollständigen Niveauausgleich der aufgebrochenen Knorpelareale führen, wobei die zur Restitution erforderliche Latenzphase eng mit der Größe des Defekts korreliert [40, 48]. Auch die in unserer Versuchsserie gewonnenen Erfahrungen unterstützen diese Ergebnisse.

Kontroverse Diskussionen ergeben sich hingegen zur Frage, in welchem Maße eine flächenhafte Laserapplikation geeignet sei, eine (Re-)Aktivierung der Knorpelproliferation herbeizuführen und damit die beschriebenen Reparationseigenschaften des Knorpels zu modifizieren. Schultz et al. konnten am Tiermodell zeigen, daß partielle Schichtdickendefekte des hyalinen Knorpels an den Femurkondylen nach Bestrahlung mit einem 1064 nm Nd:YAG-Dauerstrichlaser bei einer Leistungsdichte von 0,7–2,1 W/mm^2 unter Aufwendung einer am Gewebe deponierten Gesamtenergie von 25–75 J signifikante Reparationsvorgänge erkennen lassen, während sich in der Kontrollgruppe im gleichen Zeitraum lediglich Herde von Granulationsgewebe mit unstrukturierten Knorpelzellinseln ausbilden [214].

Auf der Grundlage einer In-vivo-Untersuchung wiesen Miller et al. auf eine Verbesserung der Reparationsfähigkeit des Knorpelgewebes durch Anwendung eines 1064 nm Kontakt-Nd:YAG-Lasers hin [164]. Lane et al. legten hierzu Ergebnisse vor, denen zufolge durch Exposition partieller Schichtdickendefekte durch einen 1064 nm Nd:YAG-Dauerstrichlaser bei einer durchschnittlich applizierten Gesamtenergie von 24 J und einer Leistungsdichte von 0,5 W/mm^2 eine Stimulation der mitotischen Aktivität induziert wird. Komplette Schichtdickendefekte heilen unabhängig von einer Laserexposition über einen mesenchymalen Reparationsmechanismus [139].

Reed u. Mitarb. stellten im kontrollierten In-vitro-Experiment nach Knorpelbestrahlung einer induzierten Gonarthrose mit dem 308 nm Excimer-Laser fest, daß sich im postoperativen Frühverlauf von 6 Wochen gegenüber der durch Lavage behandelten Kontrollgruppe eine signifikant bessere Knorpelreparation ergibt [202]. In bezug auf eine Meniskusregeneration konnten Vangsness et al. im Tierversuch nachweisen, daß operativ gesetzte Läsionen in der Zone I der Pars intermedia nach Bestrahlung mit einem Nd:YAG-Laser signifikant bessere Heilungstendenzen aufwiesen, wenngleich in keinem Versuch eine vollständige Restitution zu beobachten war [237].

Diese Beobachtungen stehen im Gegensatz zu Ergebnissen von Hardie et al., die unter ähnlichen Versuchsbedingungen (1064 nm Nd:YAG-Dauerstrichlaser, Leistungsdichte 0,53 W/mm^2) durch Nd:YAG-Laserenergie keine Stimulation mitotischer Aktivitäten oder Reparationstendenzen des Knorpelgewebes auslösen konnten [93]. Borovoy et al. fanden dagegen bei Anwendung eines gepulsten 10600 nm CO_2-Lasers bei einer Pulsdauer von 0,1–0,05 s und einer auf eine Gewebefläche von 1 mm^2 deponierten Gesamtenergie von 0,5–1 J in 2 von 8 Fällen eine Entwicklung von faser- und hyalinknorpeligen Strukturen nach partiellen Schichtdickendefekten und schreiben diesen Effekt einer photobiologischen Laserwirkung zu [24]. Als mögliche Erklärung für diese Diskrepanzen, auch im Hinblick auf die eigenen Ergebnisse, sind die unterschiedlichen Versuchsbedingungen, insbesondere unter dem Gesichtspunkt der unterschiedlichen Laserparameter anzuführen. Darüber hinaus bleibt die Bedeutung eines erhöhten Mitoseindex als Kriterium der Reparation Gegenstand zukünftiger Untersuchungen.

Auf eine mit der Laseranwendung verbundenen Induktion degenerativer Folgeschäden weist erstmalig Gerber auf der Grundlage von In-vivo-Untersuchungen mit dem 308 nm XeCl Excimer-Laser hin [72]. Nach unseren Ergebnissen, die die morphologischen Beobachtungen von Gerber bestätigen, bilden die durch eine Laser„versiegelung" erzeugten Störungen auf metabolischer bzw. biochemischer Ebene eine Erklärung für die kausale Pathogenese der postoperativen Knorpeldegeneration. Die vorliegenden Studien zur Inkorporationsfähigkeit intraartikulär instillierten und radioaktiv markierten ($^{35}SO_4$) Natriumsulfats lassen die Vermutung zu, daß durch den „Versiegelungs"prozeß eine globale Diffusionsbarriere erzeugt wird, die den Knorpel unter In-vivo-Bedingungen vom metabolischen Milieu des Gelenks abkoppelt. Eine Überprüfung dieser Schlußfolgerung wird weiteren Untersuchungen zur Diffusionskinetik am hyalinen Knorpel vorbehalten bleiben.

Herman et al. haben im Gegensatz dazu im In-vitro-Ansatz anhand von Chondrozytenkulturen festgestellt, daß Nd:YAG-Laserexposition zur Erhöhung der Proteoglykankonzentration, der Kollagenproteinkonzentration sowie der DNA-Syntheserate führt. Katabole Stoffwechselvorgänge wurden nicht beobachtet [97]. Die Autoren folgerten aus ihren Beobachtungen, daß die Laserapplikation das Regenerationspotential des Knorpels insbesondere im Hinblick auf einen mitotischen Reparationsmechanismus signifikant verbessere. In Übereinstimmung mit den vorliegenden experimentellen Ergebnissen, die sekundär induzierten Degenerationen an hyalinem und Faserknorpel durch Laserapplikation auf morphologischer und histochemischer Ebene nachweisen konnten, stehen experimentelle Untersuchungsergebnisse von Fischer et al. sowie Grothues-Spork et al. [60, 84, 85]. Fischer konnte mittels autoradiographischer Untersuchungen an Knorpelzellkulturen belegen, daß eine XeCl Excimer-Laseranwendung zu einer metabolischen Schädigung der Chondrozyten in einem Areal bis zu 0,7 mm in Umgebung des Bestrahlungsgebiets führt, wenngleich hier noch keine morphologischen Veränderungen auf lichtmikroskopischer Ebene zu verifizieren sind. Grothues-Spork et al. haben im Tierexperiment durch kernspintomographische Untersuchungen nachgewiesen, daß die Anwendung des XeCl Excimer-Lasers und des Ho:YAG-Lasers zur Knorpelbearbeitung zu tiefreichenden Veränderungen der subchondralen Knochenstruktur führt, die im weiteren Verlauf einer Osteonekrose anheim fällt. Diese Nachuntersuchungsergebnisse veranlaßten die Autoren, eine klinische Laseranwendung unter den vorliegenden Laserparametern nicht zu empfehlen [85].

Gegen eine Übertragung dieser In-vitro-Ergebnisse auf klinische Bedingungen ist einzuwenden, daß die durch eine flächenhafte Laseranwendung möglicherweise erzeugte Diffusionsbarriere im Gegensatz zu den Diffusionsbedingungen einer Zellkultur eine entscheidende, den Metabolismus limitierende Komponente bildet. Das Ausmaß der metabolischen Störungen wird in der vorliegenden Studie neben einer verminderten oder aufgehobenen Sulfatinkorporation durch eine signifikante Reduktion des Proteoglykangehalts in der Knorpelmatrix belegt. Einschränkend ist hierbei anzumerken, daß einer semiquantitativen Erfassung durch stöchiometrische Anlagerung von Farbstoffen im histologischen Präparat aufgrund der reduzierten Sensitivität im Vergleich zu biochemisch-analytischen und immunhistochemischen Methoden hinsichtlich ihrer Aussagekraft Grenzen gesetzt sind [32]. Derartige Methoden wurden zur Beantwortung der vorliegenden Fragestellungen jedoch aufgrund ihrer Fähigkeit einer Verknüpfung biochemischer Aussagen mit topographischen Bedingungen herangezogen. Hierdurch konnte die wesentliche Beobachtung gemacht werden, daß histochemisch nachweisbare Degenerationen lediglich im basalen Bereich des laserexponierten Gebiets eine stetige Progredienz entfalten, während die marginalen Areale eine dauerhafte Konsolidierung erkennen lassen. Dieses Ergebnis belegt die Fähigkeit der Laser„versiegelung" zur wirkungsvollen Prophylaxe marginaler Strukturaufbrüche, die nahezu regelhaft mit einer mechanischen Knorpelabtragung verbunden sind.

In der Literatur liegen bislang begrenzte Erfahrungen vor aus In-vivo-Ansätzen zur Untersuchung degenerativer und reparativer Veränderungen nach Meniskusresektionen mit dem CO_2- [249], dem Nd:YAG- [164] und dem XeCl Excimer-Laser [31, 72].

Whipple et al. stellten bei subtotalen Meniskektomien mit Hilfe eines 10600 nm CO_2-Dauerstrichlasers unter Vorgabe einer Leistungsdichte von 35 W/mm^2 am Tiermodell fest, daß das Regenerationspotential der Meniskusstruktur nicht beeinträchtigt wird [249]. In einer weiterführenden ultrastrukturellen Studie derselben Arbeitsgruppe wurden infolge der Laserapplikation zelluläre Schäden im Sinne von Membraninvaginationen, Chromatinverplumpungen, Strukturveränderungen des endoplasmatischen Retikulums sowie Verlust von Mitochondrien und Golgi-Komplexen festgestellt [250]. Miller et al. fanden bei einem Vergleich von Laser- und Diathermieanwendung ein signifikant geringeres Ausmaß struktureller Läsionen in der Lasergruppe, die mit einem 1064 nm Nd:YAG-Dauerstrichlaser bei einer Leistungsdichte von 20 W/mm^2 behandelt wurde [164]. Übereinstimmend mit den eigenen Ergebnissen stellten Buchelt et al. unlängst Resultate der Excimer-Lasermeniskektomie (308 nm XeCl Excimer-Laser, Pulsdauer 130 ns, Repetitionsrate 20 Hz, Energiedichte 70 mJ/mm^2) aus Tierversuchen vor, aus denen sich im Vergleich zur Anwendung des Nd:YAG-Lasers eine bemerkenswert geringere Inzidenz reaktiv induzierter Synovitiden ergibt [30].

Das für eine klinische Anwendung entscheidende Kriterium einer Arthroseinduktion durch die Lasermeniskektomie findet in den zitierten Studien nur eine geringe Berücksichtigung. Auf dem Boden kontrollierter Studienbedingungen führen unsere Untersuchungen zur Schlußfolgerung, daß durch eine Laseranwendung sowohl die Inzidenz als auch die Progredienz einer Kompartmentarthrose signifikant erhöht werden.

Die Pathogenese der infolge einer Meniskusresektion auftretenden Arthrose ist dabei nicht ausschließlich auf dem Wege einer, durch Kontaktflächenreduktion bedingten, pathologischen Veränderung der femorotibialen Drucktransmission zu erklären [96]; es ist darüber hinaus den biomechanischen Folgen einer Meniskusresektion unter dem funktionellen Aspekt einer Transformation radiär wirkender Tangentialschübe in eine zirkuläre Druckspannung Rechnung zu tragen [135]. Unter dieser Prämisse ist die ungestörte Gelenkfunktion neben der formalen Unversehrtheit des Meniskus an spezifische Elastizitätseigenschaften gebunden, die synergistisch im Roll-Gleit-Mechanismus der Kniegelenkmechanik zu einer Translation axialer Krafteinwirkungen beitragen [75]. Die erhöhte Arthrosedisposition nach Lasermeniskektomie ist nach den Ergebnissen unserer biomechanischen In-vitro Untersuchungen in erster Linie auf eine vermehrte strukturelle Rigidität des Meniskus infolge der Laseranwendung zurückzuführen.

Die Anwendung thermischer Laser auf dem Bereich der Synovektomie ist nach bisherigen Literaturmitteilungen nur durch wenige Arbeitsgruppen erfolgt und bislang keinen entsprechenden experimentellen Analysen unterzogen worden. Erste klinische Erfahrungsberichte weisen im Vergleich zur arthroskopisch-mechanischen Operationstechnik auf eine signifikant reduzierte postoperative Komplikationsrate, insbesondere hinsichtlich Nachblutungen und Ergußbildungen hin [132]. In Anlehnung an Studien von Shibata et al. ist in der operativen Therapie der Synovitis zu fordern, daß eine möglichst weitreichende Resektion erfolgt und die

Voraussetzungen zur Ausbildung einer morphologisch und metabolisch ungeschädigten Synovialmembran erhalten bleiben [219].

Diesem Postulat kommt die mit einem Nd:YAG-Laser durchgeführte Synovektomie ohne Einschränkung nach. Das Risiko der Nachblutung ist aufgrund ausreichender Koagulationsmöglichkeiten des 1064 nm Nd:YAG-Dauerstrichlasers, die nach Untersuchungen von Yamagami et al. zur sicheren Okklusion von Gefäßen mit einem Durchmesser bis zu 2 mm geeignet sind [256], signifikant vermindert. Lichtmikroskopische Untersuchungen belegen die Vollständigkeit der Resektion. Darüber hinaus läßt in Anlehnung an immunhistochemische Untersuchungen die im Vergleich zur mechanisch operierten Kontrollgruppe verzögerte Proliferation einer „Neosynovialis" eine Stabilisierung des intraartikulären Milieus erwarten, welche wesentlich zur Prophylaxe des frühzeitigen Rezidivs beiträgt [203]. In einer von Lind et al. durchgeführten Studie zur Synovektomie mit dem Ho:YAG-Laser konnte übereinstimmend mit eigenen Untersuchungsergebnissen gezeigt werden, daß die Lasersynovektomie in der postoperativen Regenerationsphase zu einer geringeren Fibrose und zellulären Infiltration der Neo-Synovialmembran führt [144].

Obwohl die oben aufgeführten experimentellen Arbeiten – deren Diskussion den Schwerpunkt der vorliegenden Monographie bilden soll – in Teilaspekten zu konträren Ergebnissen und Schlußfolgerungen kommen, ist festzustellen, daß klinische Studien nahezu übereinstimmend die Auffassung unterstützen, daß die Laseranwendung gegenüber der konventionellen Chirurgie Vorteile erbringe. Exemplarisch sei hier die kontrollierte Studie von Grifka u. Mitarb. angeführt, die belegen konnte, daß eine Knorpelablation mit dem XeCl Excimer-Laser insbesondere bei der Chondromalazie II. Grades gegenüber mechanischen Instrumenten signifikante Vorteile erbringt [80]. Siebert et al. folgerten aus umfangreichen klinischen Anwendungen, daß der Ho:YAG-Laser in zahlreichen Anwendungsbereichen der Gelenkchirurgie zu einer Verbesserung der klinischen Ergebnise führt [221]. Übereinstimmend hiermit berichteten Dillingham und Sherk über positive Erfahrungen bei Anwendung des Ho:YAG-Lasers [52, 217].

Wenngleich anhand der vorliegenden In-vivo-Studien gezeigt werden konnte, daß eine gezielte Laseranwendung in verschiedenen Teilbereichen der Gelenkchirurgie sinnvoll und nutzbringend erscheint, werden – insbesondere im Hinblick auf ablative UV-Lasersysteme – weitere Fragestellungen aufgeworfen.

Ein vorrangiges Problem bildet die Analyse des Mutagenitäts- und Kanzerogenitätspotentials durch Laserexposition im UV-Spektralbereich, der erwiesenermaßen mit dem Absorptionsspektrum der DNA interferiert [111]. Kochevar konnte auf der Grundlage von E. coli-Kulturen durch Bestimmung der Zyklobutyldimer-Induktion zeigen, daß eine Laserexposition bei 193 und 248 nm mit einer erheblichen, bei 308 nm mit einer geringeren Erhöhung der Mutationsrate verbunden ist [131]. Zu ähnlichen Ergebnissen kommen auch Green et al., die ausschließlich die Spektralbereiche 193 und 248 nm an Ovarialzellinien und Fibroblastenkulturen mit Hilfe einer Hypoxanthin-Guanin-Phosphoribosyltransferase-(HGPRT)-Assay untersucht haben [79]. Zur Beurteilung der klinischen Relevanz dieser Ergebnisse, insbesondere im Bereich von 308 nm, bedarf es weiterer Untersuchungen, die eine vergleichende Einschätzung des potentiellen Risikos für den Patienten zulassen. In diesem Zusammenhang ist zu betonen, daß sich aus Untersuchungen zur Mutagenität nicht im Analogschluß Aussagen über eine eventuelle Kanzerogenität ergeben.

Ein weiteres Problem bildet die Frage nach einer toxischen bzw. mutagenen Auswirkung durch die beim Ablationsprozeß freigesetzten Ablationsprodukte [109]. Zur endgültigen Beurteilung des Risikopotentials stehen differenzierte gaschromatographische, massenspektrometrische und absorptionsspektroskopische Analysen der durch UV-Laserablation an gesunden und pathologisch alterierten Geweben freigesetzten Photoprodukte aus, um die für eine risikolose klinische Anwendung zu fordernde Sicherheit zu erreichen.

Ferner schließt sich hieraus die Problematik einer Induktion reaktiver Synovitiden durch intraartikulär verbleibende Ablationsprodukte an. Aus Untersuchungen nach intraartikulärer Implantation synthetischer Materialien ist bekannt, daß regelhaft Synovitiden, auch durch als inert geltende Karbonmaterialien, ausgelöst werden [118]. Nach diesen Erfahrungen ist die von Whipple et al. in tierexperimentellen Studien belegte Hypothese, daß ein intraartikulärer Verbleib von lasererzeugten Karbonisationen ohne klinische Relevanz sei [248], in Zweifel zu ziehen.

Schließlich bilden technische Probleme, insbesondere in bezug auf den XeCl Excimer-Laser, ein Hindernis für einen praktikablen arthroskopischen Lasereinsatz als ein Verfahren der klinischen Routine. Die derzeit mit XeCl Excimer-Lasern zu erzielenden Ablationsraten sind zur effektiven Gewebeabtragung am menschlichen Kniegelenk ohne den Nachteil einer übermäßig verlängerten Operationsdauer nicht praktikabel [31, 103, 134]. Hier bleiben technische Entwicklungen des Lasers unter den Aspekten der speziellen operationstechnischen Erfordernisse arthroskopischer Chirurgie [199] abzuwarten.

Vorbehaltlich dieser Unsicherheiten und technischer Probleme ist durch die vorliegenden experimentellen Ergebnisse belegt, daß die Laseranwendung für verschiedene Bereiche der Gelenkchirurgie ein vielversprechendes Verfahren darstellt, dem in der experimentellen und klinischen Forschung eine entsprechende Aufmerksamkeit geschenkt werden sollte.

7 Kritik der Methodik

Zur quantitativen Erfassung laserinduzierter Gewebeablationen sind in der Literatur 3 Modelle anerkannt:

- eine gravimetrische Bestimmung durch Messung des Masseverlusts,
- eine Analyse auf der Grundlage der Perforation eines Gewebepräparats definierter Schichtdicke und
- eine morphometrische Erfassung durch mikroskopische Vermessung der Defektausdehnung am histologischen Präparat [117, 134, 138, 175, 210, 243].

Die gravimetrische Analyse wird durch systematische Fehler aufgrund von Verdunstungsvorgängen sowie thermisch bedingten Oxidationsreaktionen am Gewebe in erheblichem Umfang beeinträchtigt. Zur Korrektur dieses systematischen Fehlers kann eine von Walsh et al. vorgeschlagene lineare Extrapolation nach Messung des mit Beendigung der Laserexposition auftretenden Masseverlusts [240] nur näherungsweise beitragen. Die in ihrer Genauigkeit überlegene Messung auf der Basis einer Gewebeperforation setzt eine exakte Schichtdickenermittlung am Präparat voraus [30], die übertragen auf die Analyse von Gelenkstrukturen für unsere Fragestellung nicht mit der gebotenen Genauigkeit zu realisieren ist. Schließlich muß die Präzision morphometrischer Analysen aufgrund der durch die histologische Aufarbeitung bedingten Fehlerquellen [210] sowie die erhebliche Varianz der lokalen Ausdehnung strukturell veränderter Gewebezonen kritisch beurteilt werden. In der vorliegenden Studie wurde der Versuch unternommen, diese systematischen Fehler durch Einführung von Korrekturfaktoren zu kontrollieren. Dennoch zeigen die Meßwerte insbesondere bei der Ermittlung struktureller Übergangszonen eine erhebliche Varianzbreite, die erst durch eine Erhöhung der Präparatezahl statistisch gesicherte Aussagen zuläßt.

Darüber hinaus ist bei einer Korrelation von Ablationsgrößen mit dosimetrischen Parametern zu berücksichtigen, daß eine präzise Bestimmung der maßgeblichen Energiedichte am Gewebe durch Pulsinstabilität, Interferenz von Ablationsprodukten [90, 136] sowie einem kontinuierlich wachsenden Lichtleiter-Objekt-Abstand [134] im Sinne eines systematischen Meßfehlers beeinträchtigt wird.

Der zur Analyse optischer Dichten zugrunde gelegte Versuchsaufbau trägt bei der mikrospektrophotometrischen Messung aufgrund der geringen Fläche der jeweils untersuchten Gewebeprobe der Inhomogenität des Gewebes wenig Rechnung; hierdurch sind erhebliche Varianzen der Meßergebnisse zu erwarten. Zur Absicherung der Ergebnisse wurde auf der Grundlage einer differenzierten histopathologischen Klassifikation eine entsprechend hohe Anzahl histologischer Schnitte bei einer hohen Anzahl von Einzelmessungen verschiedener Gewebeareale zugrunde gelegt.

Kritik der Methodik

Die mit Hilfe von Dehnungsmeßstreifen im biomechanischen Modellversuch gewonnenen Ergebnisse sind aufgrund der Modifikation der realen Kraft- und Drucktranslationen in vivo durch Anwesenheit eines Synovialfilms, der im In-vitro-Ansatz keine Berücksichtigung findet, nur unter Vorbehalt auf den klinischen Bereich zu übertragen [7, 106]. Dieser systematische Fehler läßt auf der Basis der vorliegenden Methodik keine Ermittlung biomechanischer Absolutwerte zu; unter Berücksichtigung der unter identischen Bedingungen untersuchten Kontrollgruppe sind jedoch statistisch und methodisch abgesicherte Relationen abzuleiten.

Einer Übertragbarkeit der am Tiermodell gewonnenen Ergebnisse auf den humanmedizinischen Bereich werden unter verschiedenen Aspekten Bedenken entgegengebracht. Die Physiologie des hier verwendeten Tiermodells unterscheidet sich gegenüber den Verhältnissen am menschlichen Gelenk durch eine reduzierte Halbwertszeit der Proteoglykane von 780 auf 120 Tage; entsprechend ist die Chondrozytendichte auf 180 Zellen $\times 10^{-3}/mm^3$ gegenüber 15 Zellen $\times 10^{-3}/mm^3$ beim Menschen erhöht [167]. Hiermit liegt eine beschleunigte Kinetik in der formalen Pathogenese von reparativen und arthrotischen Veränderungen vor, so daß das zugrunde liegende Modell zwar vergleichende qualitative Aussagen zuläßt, eine Übertragung der zeitlichen Latenzphasen auf den Bereich der Humanmedizin jedoch nicht gestattet.

In bezug auf die formale Pathogenese der Arthrose, die Entwicklung primärer und reaktiver Synovitiden sowie ein Studium der Meniskusresektion ist das vorliegende Tiermodell in der Literatur weitgehend anerkannt [24, 101, 119, 164, 165, 169, 214, 246, 249], wenngleich unter biomechanischen Gesichtspunkten erhebliche Differenzen bestehen [194].

In der vorliegenden Studie wurde das Tiermodell im Hinblick auf die mit einer Laseranwendung verbundenen Fragestellungen im Rahmen einer mikrospektrophotometrischen und histomorphometrischen In-vitro-Vorversuchsserie durch Nachweis identischer optischer Eigenschaften und Ablationsverhältnisse im Vergleich zu menschlichem Gewebe sorgfältig validiert.

Die vorliegenden operativen Eingriffe erfolgten an gesunden Gelenken; Modelle zur vorherigen Induktion arthrotischer Veränderungen, Meniskusläsionen oder Synovitiden kamen nicht zur Anwendung. Die überwiegende Mehrzahl der in der Literatur mitgeteilten Verfahren zur In-vivo Untersuchung des Lasers an Gelenken steht im Einklang mit unserem Vorgehen [24, 30, 56, 164, 214, 249] und erlaubt damit eine vergleichende Diskussion der Resultate. Dennoch ergeben sich aus der Tatsache fehlender pathologischer Veränderungen Vorbehalte gegenüber Analogschlüssen zu Ergebnissen in der operativen Behandlung von Gelenkläsionen.

Die verschiedentlich zur Arthroseinduktion verwendeten Methoden, wie Meniskusresektionen, Dissektionen der Kreuzbänder oder Umstellungsosteotomien [202, 239] korrespondieren aufgrund einer Persistenz des kausalen präarthrotischen Faktors über die Operation hinaus nicht mit klinischen Bedingungen. Gerber et al. schufen durch mechanisches Abschleifen der Knorpelflächen ein Arthrosemodell, das diesen Nachteil nicht aufweist [72, 73] und rasterelektronenmikroskopisch die strukturellen Eigenschaften der Arthrose besitzt. Gegen diese Methodik bleibt der Einwand, daß in morphologischen Analysen eine sichere Differenzierung der durch mechanische Maßnahmen ausgelösten Folgeveränderungen mit den Folgen der Laserapplikation nicht möglich ist.

Schließlich sind in der Literatur zahlreiche Verfahren zur autoradiographischen Analyse des Chondroitinsulfatmetabolismus mit erheblich divergierenden Ergebnissen beschrieben worden. Die in der Regel i.v.- oder i.m.-Applikation des Isotops [100] wurde von uns aufgrund einer zu erwartenden Beeinflussung der Diffusionskinetik in Anwesenheit synovitischer Veränderungen verlassen. Inwiefern durch eine direkte intraartikuläre Injektion von Na-Sulfat Knorpelschäden induziert werden, ist nicht bekannt. Ferner bleibt zu diskutieren, in welchem Ausmaß eine vorherige Glykosaminoglykanpolysulfat(GAGPS)-Kopplung [113] die Diffusibilität und damit das Gesamtergebnis verändert hätte. Eine Klärung dieser Fragen wird weiteren Studien und Versuchsansätzen vorbehalten sein.

8 Klinische Implikationen

Die Ergebnisse der vorliegenden In-vivo-Studien und In-vitro-Analysen haben gezeigt, daß eine Anwendung von ablativen, gepulsten Lasersystemen und von Dauerstrichlasern mit überwiegend thermischer Wirkung in bestimmten Teilbereichen der Gelenkchirurgie zur qualitativen Verbesserung der konventionellen Operationstechnik in wesentlichem Maße beitragen kann.

1. Die zur operativen Behandlung degenerativer Strukturaufbrüche als Verfahren der Wahl angesehene mechanische *Knorpelglättung* wird durch eine Laser„versiegelung" der marginalen Knorpelareale zur Konsolidierung von Strukturaufbrüchen wirkungsvoll ergänzt. Durch diese Maßnahme konnte im Rahmen unserer kontrollierten In-vivo-Studie die Inzidenz der infolge mechanischer Knorpelbehandlungen erzeugten fibrillären Knorpelaufbrüche, die erwiesenermaßen zu einer Vertiefung und flächenhaften Ausweitung des Knorpelschadens beitragen, signifikant gesenkt werden.

    Hingegen haben sich aus autoradiographischen Untersuchungen und Analysen der Proteoglykankonzentration im Knorpelgewebe Hinweise ergeben, daß eine flächenhafte Knorpel„versiegelung" aufgrund der möglicherweise durch eine Diffusionsbarriere bedingten metabolischen Störungen zu Degenerationen basaler Gewebsschichten führt und damit kein geeignetes operatives Verfahren darstellt.
2. Die durch eine *Abrasionschondroplastik* induzierten reparativen und degenerativen Strukturveränderungen werden im Vergleich zur konventionellen Operationstechnik durch eine Laseranwendung nicht wesentlich beeinflußt. Im untersuchten In-vivo-Modell führte diese operative Maßnahme lediglich zur Ausbildung eines faserknorpeligen Ersatzgewebes, das aufgrund seiner verminderten mechanischen Resistenz kurzfristig zur Ausbildung einer Arthrose disponiert.
3. Die Anwendung ablativer Lasersysteme in der *Meniskuschirurgie* ist aufgrund ihrer einfachen instrumentellen Handhabung mit dem Ergebnis einer präzisen Schnittcharakteristik besonders im operativ schwer zugänglichen Bereich des dorsalen Gelenkraums von Vorteil. Gegenüber den mit mechanischen Instrumenten und einer Diathermieanwendung gewonnenen Erfahrungen ist durch die Laserapplikation eine deutliche Reduktion iatrogener Knorpelschäden zu erwarten. Die Ergebnisse biomechanischer Untersuchungen lassen jedoch, vorbehaltlich einer eingeschränkten Übertragbarkeit des In-vitro-Ansatzes auf klinische Bedingungen, befürchten, daß langfristig sekundäre Degenerationen der artikulierenden Gelenkkörper durch eine signifikant erhöhte Rigidität der Meniskusstruktur in wesentlichem Maße begünstigt werden. Untersuchungen

am Tiermodell konnten bestätigen, daß, bedingt durch ein Zusammenwirken des durch die Resektion erzeugten formalen präarthrotischen Faktors mit einem laserinduzierten qualitativen Präarthrosefaktor, eine signifikant erhöhte Disposition zur Ausbildung einer Kompartmentarthrose besteht.

4. Zur Durchführung von *Synovektomien* haben sich thermisch wirkende Lasersysteme bewährt. Neben einer suffizienten Hämostase läßt die Laseranwendung eine mit mechanischen Instrumenten kaum zu erzielende Vollständigkeit der Synovialisresektion zu. Die langfristige Stabilisierung des Gelenkmilieus wird dabei durch ein verzögertes Auftreten einer morphologisch regelrecht strukturierten „Neosynovialis" gewährleistet.

5. Mikrospektrophotometrische Untersuchungen an Gelenkgeweben haben Hinweise für die Möglichkeit einer *präferentiellen Ablation* pathologisch veränderter Gelenkstrukturen im ultravioletten, sichtbaren und infraroten Spektralbereich ergeben. Diese erscheint jedoch in Anbetracht der geringen absoluten Unterschiede der optischen Dichten eher von geringer klinischer Relevanz. Sie sind jedoch im Hinblick auf eine Anwendung optischer Rückkopplungssysteme ausreichend, um auf diesem Wege doch noch unter der Voraussetzung entsprechender technischer Weiterentwicklungen, eine selektive Laserresektion pathologisch veränderter Strukturen unter Schonung gesunder Gewebe klinisch nutzbar zu machen.

6. Wenngleich die vorliegenden Untersuchungen am In-vivo-Modell unter den Bedingungen einer offenen Arthrotomie erfolgten, besitzen sowohl der XeCl Excimer-Laser als auch der Nd:YAG-Laser die technischen Voraussetzungen für eine *arthroskopische Anwendung*. Eine Transmission über dünne flexible Lichtleiter ist im flüssigen Distensionsmedium ohne wesentliche Nachteile möglich. Damit kann der Laser die durch die Entwicklung arthroskopischer Chirurgie gewonnenen Vorteile hinsichtlich der postoperativen Frühphase mit einer für das Langzeitergebnis entscheidenden qualitativen Verbesserung der Operationstechnik auf sich vereinen und stellt unter der Voraussetzung einer gezielten Anwendung ein vielversprechendes Verfahren für den klinischen Gebrauch dar.

9 Zusammenfassung

Im Rahmen experimenteller In-vitro-Analysen und In-vivo-Studien am Tiermodell wird die Anwendung eines 1064 nm Nd:YAG-Dauerstrichlasers und eines 308 nm XeCl Excimer-Lasers in verschiedenen Bereichen der Gelenkchirurgie untersucht. Auf der Grundlage licht- und rasterelektronenmikroskopischer, morphometrischer, mikrospektrophotometrischer, biomechanischer, radiologischer und histochemischer Ergebnisse wurde der Frage nachgegangen, in welchem Maße die mit einer konventionellen mechanischen Knorpelresektion bzw. Abrasionschondroplastik, Meniskusresektion und Synovektomie verbundenen Nachteile und Komplikationsmöglichkeiten durch eine Laseranwendung beseitigt werden können.

Morphologische Untersuchungen der laserinduzierten strukturellen Veränderungen an Knorpel-, Meniskus- und Synovialgewebe auf licht- und rasterelektronenmikroskopischer Ebene ergeben bei Anwendung des XeCl Excimer-Lasers unter Vorgabe einer Energiedichte von 40 mJ/mm^2 eine präzise Schnittcharakteristik mit einer strukturellen Übergangszone von 14–24 µm Ausdehnung. Das quantitative Ausmaß der Ablationsrate korreliert signifikant mit der Höhe der deponierten Gesamtenergie ($p<0,01$), Art des exponierten Gewebes ($p<0,01$) sowie Prävalenz und Ausmaß degenerativer bzw. entzündlicher Veränderungen ($p<0,05$). Hierbei führen pathologische Strukturalterationen zu einer signifikanten Erhöhung der Abtragungsraten im Vergleich zu normalem Gewebe ($p<0,05$). Die Ausdehnung der Alterationszone hängt neben der Art des Gewebes signifikant von der Repetitionsrate ($p<0,01$) ab. Die Anwendung des Nd:YAG-Lasers führt zu tiefreichenden thermischen Alterationen, die bei einer Leistungsdichte von 21–93 W/mm^2 morphologische Läsionszonen in einer Ausdehnung von 0,25–5,56 mm nachweisen lassen. Das geschädigte Gewebe weist dabei eine typische zonale Gliederung in Karbonisations-, Vesikulär- und Koagulationszone auf.

Mikrospektrophotometrische Gewebeuntersuchungen zur Analyse der optischen Dichte ergeben im Spektralbereich von 250 – 770 nm für Knorpel- und Synovialgewebe bei Vorbestehen degenerativer bzw. entzündlicher Veränderungen eine signifikante Zunahme der optischen Dichte ($p<0,01$). Inwiefern sich hieraus Ansätze zu einer verbesserten präferentiellen Abtragung pathologisch alterierter Strukturen ergeben, wird weiteren Untersuchungen – insbesondere im Hinblick auf die Entwicklung optischer Rückkopplungssysteme – vorbehalten bleiben.

Eine biomechanische Untersuchung von laserinduzierten Änderungen der Stuktureigenschaften des Meniskus unter den Bedingungen statischer Belastung ergibt nach Excimer-Laserexposition als Ausdruck einer zunehmenden Strukturrigidität eine Reduktion der radiären Dehnungsfähigkeit um durchschnittlich 17,5%, nach Nd:YAG-Laserexposition um durchschnittlich 65,3% ($p<0,001$) des Ausgangswertes.

Zusammenfassung

Zur Analyse degenerativer und reparativer Folgeveränderungen wird in einer kontrollierten In-vivo-Studie die Anwendung des Nd:YAG- und Excimer-Lasers in der Durchführung von Knorpelglättungen, Abrasionschondroplastiken, Meniskusresektionen und Synovektomien in einem Beobachtungszeitraum von 1/2 Jahr untersucht.

Lichtmikroskopische Analysen ergeben nach partiellen Schichtdickenresektionen des Knorpels in keiner Versuchsgruppe Hinweise für reparative Veränderungen; die mit einer mechanischen Resektion regelhaft verbundenen fibrilläre Degeneration im Randbereich der Knorpelabtragung kann durch eine laserassistierte Strukturkonsolidierung wirkungsvoll verhindert werden. Im Anschluß an eine Abrasionschondroplastik bildet sich sowohl nach Laseranwendung als auch nach mechanischem Eingriff ein faserknorpeliges Reparationsgewebe aus, das sekundär zur Degeneration kommt. Eine Laseranwendung zur Meniskusresektion verhindert sekundäre Strukturauffaserungen im Resektionsbereich, führt jedoch über eine signifikant erhöhte Arthrosedisposition bei signifikant reduzierter Latenzphase zur definitiven Arthrosemanifestation ($p < 0{,}01$). Nach einer mit dem Nd:YAG-Laser ausgeführten Synovektomie ist die Inzidenz von Nachblutungen im Vergleich zur Kontrollgruppe signifikant reduziert ($p < 0{,}01$). Die Proliferationskinetik einer Neosynovialmembran ist gegenüber der Kontrollgruppe signifikant retardiert ($p < 0{,}05$).

Histochemische Untersuchungen weisen am hyalinen Knorpel als Ausdruck degenerativer Veränderungen in Folge der Laserexposition eine im gesamten Beobachtungszeitraum stetige Reduktion der Proteoglykankonzentration im basalen Bereich des laserexponierten Knorpelareals auf. Nach einer flächenhaften Laserexposition besteht in den strukturell unveränderten basalen Schichten des hyalinen Knorpels ein vollständiger Defekt der $^{35}SO_4$-Inkorporation. Aus diesen Beobachtungen leitet sich die Annahme her, daß durch eine flächenhafte Laseranwendung am hyalinen Knorpel eine Diffusionsbarriere geschaffen wird, die als Erklärung der kausalen Pathogenese sekundärer struktureller Degenerationen heranzuziehen ist.

Bezogen auf eine klinische Anwendung lassen die vorliegenden Ergebnisse den Schluß zu, daß durch einen arthroskopischen Einsatz des Excimer- und Nd:YAG-Lasers in der Behandlung chondraler Aufbrüche eine Verbesserung der langfristigen Prognose durch eine marginale Laser„versiegelung" zur Prophylaxe sekundärer fibrillärer Degenerationen zu erzielen ist. Bei einer Laseranwendung in der Meniskuschirurgie steht den operationstechnischen Vorteilen der Nachteil einer erhöhten Arthrosedisposition gegenüber. Eine Lasersynovektomie läßt neben einer langfristigen Prophylaxe des Synovitisrezidivs eine erhebliche Reduktion der operationsbedingten Morbidität erwarten.

Ein wesentlicher Nachteil für den klinischen Anwendungsbereich ergibt sich derzeit aus einer erheblichen Verlängerung der Operationsdauer, die insbesondere bei Anwendung des Excimer-Lasers durch die geringen Ablationsraten bedingt ist.

Literaturverzeichnis

1. Abela GS, Normann SJ, Cohen D, Feldmann RL, Geiser EA, Conti CR (1982) Effects of carbon dioxide, Nd-YAG, and argon laser irradiation on coronary atheromatous plaque. Am J Cardiol 50:1199
2. Abela GS, Normann SJ, Cohen D (1985) Laser recanalization of occluded atherosclerotic arteries in vivo and in vitro. Circulation 71:403
3. Abelow SP (1993) Use of lasers in orthopedic surgery. Current concepts. Orthopedics 16:551
4. Agah R, Motamedi M, Dalmia P, Ettedgui E, Song L, Spears JR (1990) Potential role of collagen in optical behavior of arterial tissue during laser irradiation. SPIE 1202:246
5. Anderson RR, Parrish JA (1983) Selective photothermolysis: precise microsurgery by selective absorption of pulsed radiation. Science 220:524
6. Arnoczky SP, Warren RF (1982) Microvasculature of the human meniscus. Am J Sports Med 10:90
7. Arnoczky SP (1990) Structure and biology of the meniscus. Vortrag 1st world congress of biomechanics, San Diego 1990
8. Aron Rosa DS, Boerner CF, Bath P, Carre F, Cross M, Timsit JC, True L, Hufnagel T (1987) Corneal wound healing after excimer laser ceratomy in a human eye. Am J Ophthalmol 103:454
9. Banga I, Bihari-Varga M (1974) Investigations of free and elastic-bound fluorescent substances present in the atherosclerotic lipid and calcium plaques. Connect Tissue Res 2:237
10. Baraga JJ, Rava RP, Taroni P, Kittrell C, Fitzmaurice M, Feld MS (1990) Laser induced fluorescence spectroscopy of normal and atherosclerotic human aorta using 306–310 nm excitation. Lasers Surg Med 10:245
11. Bauer MS, Woodard JC, Weigel JP (1986) Effect of exposure to ambient air on articular cartilage of rabbits. Am J Vet Res 47:1268
12. Bayly JG, Kartha UB, Stevens WH (1963) The absorption spectra of liquid phase H_2O, HDO and D_2O from 0.7 μm to 10 μm. Infrar Phys 3:211
13. Beaupre A, Choukroun R, Guidouin R, Garneau R, Geradin H, Cardou A (1986) Knee menisci – correlation between microstructure and biomechanics. Clin Orthop 208:72
14. Bennett GA, Bauer W (1932) A study of the repair of articular cartilage and the reaction of normal joints of adult dogs to surgically created defects of articular cartilage, „joint mice" and patellar displacement. Am J Pathol 8:499
15. Bennett GA, Bauer W (1935) Further studies concerning the repair of articular cartilage in dog joints. J Bone Joint Surg 17:141
16. Bergström R, Hamberg P, Lysholm J, Gillquist J (1984) Comparison of open and endoscopic meniscectomy. Clin Orthop 184:133
17. Berlien HP, Müller G (Hrsg) (1992) Angewandte Lasermedizin. ecomed, Landsberg München Zürich
18. Bickerstaff DR, Wyman A, Laing RW, Smith TW (1991) Partial meniscectomy using the neodymium: YAG laser. An in vitro study. Arthroscopy 7:63
19. Birngruber R, Drechsel E, Hillenkamp F, Gabel VP (1979) Minimal spot size on the retina formed by the optical system of the eye. Int Ophthal 1:175
20. Birngruber R (1987) Use of lasers for microsurgery. Dev Ophthalm 14:47
21. Birngruber R (1989) Laser output characteristics. Health Phys 56:605

22. Blankenhorn DH, Frieman DG, Knowles HC (1956) Carotenoids in man. The distribution of epiphasic carotenoids in atherosclerotic lesions. J Clin Invest 35:1243
23. Boergen KP, Birngruber R, Hillenkamp F (1981) Laser-induced endovascular thrombosis as a possibility of selective vessel closure. Ophthalm Res 13:139
24. Borovoy M, Zirkin RM, Elson LM, Borovoy MA (1989) Healing of laser-induced defects of articular cartilage: Preliminary study. J Foot Surg 28:95
25. Boulton M, Marshall J (1986) He-Ne laser stimulation of human fibroblast proliferation and attachment in vitro. Life Sci 1:125
26. Bown SG (1985) Controlled trials of laser therapy for hemorrhage from peptic ulcers. Acta Endosc 15:1
27. Brillhart AT (1991) Arthroscopic laser surgery. The Holmium laser and its use. Arthroscopy 7:7
28. Brillhart AT (1991) Laser in arthroscopic surgery. Arthroscopy 7:411
29. Broy SB, Stuhlberg SD, Schmid FR (1986) The role of arthroscopy in the diagnosis and management of the septic joint. Clin Rheum Dis 12:489
30. Buchelt M, Papaioannou T, Fishbein M, Peters W, Beeder C, Grundfest WS (1991) Excimer laser ablation of fibrocartilage: an in vitro and in vivo study. Lasers Surg Med 11:271
31. Buchelt M, Katterschafka T, Horvat R, Kutschera HP, Kickinger W, Laufer G (1991) Fluorescence guided excimer laser ablation of intervertebral discs in vitro. Lasers Surg Med 11:280
32. Camplejohn KL, Allard SA (1988) Limitations of safranin-O-staining in proteoglycan-depleted cartilage demonstrated with monoclonal antibodies. Histochemistry 89:185
33. Canestri F (1991) Effects of nonorthogonal CO_2 laser-beam delivery on the geometry of the resulting crater: a qualitative description. Biomed Instrum Technol 25:141
34. Carlson H (1957) Reactions of rabbit patellary cartilage following operative defects. Acta Orthop Scand [Suppl] 28
35. Cello JP, Gerstenberger DP, Wright T (1985) Endoscopic neodymium: YAG-laser palliation for nonresectable esophageal malignancy. Ann Int Med 102:610
36. Cheung HS, Lynch KL, Johnson RP, Brewer BJ (1980) In vitro synthesis of tissue-specific type II collagen by healing cartilage. Arthritis Rheum 23:211
37. Choy DSJ (1986) Laser applications in cardiovascular disease. Semin Intervent Radiol 3:1
38. Colella CM, Bogani P, Agati G, Fusi F (1986) Genetic effects of uv-B mutagenicity of 308 nm light in chinese hamster V79 cells. Photochem Photobiol 43:437
39. Collier MA, Haugland LM, Bellamy J, Johnson LL, Rohrer MD, Walls RC, Bartels KE (1993) Effects of Holmium: YAG laser on equine articular cartilage and subchondral bone adjacent to traumatic lesions. Arthroscopy 9:536
40. Converey FR, Akeson WH, Keown GH (1972) The repair of large osteochondral defects, an experimental study in horses. Clin Orthop 82:253
41. Copenhaver WM, Kelly DR, Wood RI (1978) Bailey's textbook of histology, 17th edn. Williams & Wilkins, Baltimore, pp 170–178
42. Cox JS, Nye CE, Schaeffer WW, Woodstein JJ (1975) The degenerative effects of partial and total resection of the medial meniscus in dogs. Clin Orthop 109:179
43. Dandy DJ (1986) Abrasion chondroplasty. Arthroscopy 2:51
44. Day B (1984) Arthroscopic synovectomy: preliminary report. J Bone Joint Surg [Br] 66:304
45. Deckelbaum LI, Lam JK, Cabin HS, Clubb KS, Long MB (1987) Discrimination of normal and atherosclerotic aorta by laser-induced fluorescence. Lasers Surg Med 7:330
46. Deckelbaum LI, Stetz ML, O'Brien KM, Cutruzzola FW, Gmitro AF, Laifer LI, Gindi GR (1989) Fluorescence spectroscopy guidance of laser ablation of atherosclerotic plaque. Lasers Surg Med 9:205
47. DeLee JC (1985) Complications of arthroscopy and arthroscopic surgery: results of a national survey. Arthroscopy 1:214
48. De Palma AF, McKeever CD, Subin DK (1966) Process of repair of articular cartilage demonstrated by histology and autoradiography with tritiated thymidine. Clin Orthop 48:229

49. Derbyshire GJ, Bogen DK, Unger M (1990) Thermally induced optical property changes in myocardium at 1.06 µm. Lasers Surg Med 10:28
50. De Tomassi A, Occhiogrosso M, Vailati G, Baldassarre L, Cingolani A (1986) Evaluation of the Ar^+-laser thermal effect in rabbit brain tissue by means of optical absorption coefficients. Photoacoustic measurements. Acta Neurochir 79:139
51. Dew DK, Supik L, Darrow CK, Price GF (1993) Tissue repair using lasers: a review. Orthopedics 16:563
52. Dillingham MF, Price JM, Fanton GS (1993) Holmium laser surgery. Orthopedics 16:563
53. Doiron DR, Svaasand LO, Profio AE (1982) Light dosimetry in tissue: application to photoradiation therapy. In: Kessel D, Doughtery TJ (eds) Porphyrin photosensitization. Plenum, New York, pp 63–76
54. Doiron DR, Gomer CJ (1984) Porphyrine localization and treatment of tumours. Liss, New York
55. Donvar E, Butany J, Jares A, Stoicheff BP (1986) Endocardial photoablation by excimer laser. J Am Coll Cardiol 7:546
56. Dressel M, Jahn R, Neu W, Jungbluth KH (1991) Studies in fiber guided excimer laser surgery for cutting and drilling bone and meniscus. Lasers Surg Med 11:569
57. Fanton GS, Dillingham MF (1990) Arthroscopic meniscectomy using the holmium:YAG laser. A double blind study. Annual Meeting of the Arthroscopy Association of North America AANA, Orlando Florida 1990
58. Fanton GS, Dillingham MF (1992) The use of holmium:YAG laser in arthroscopic surgery. Sem Orthop 7:102
59. Fiddian NJ, Poirier H (1981) The morbidity of arthroscopy of the knee. J Bone Joint Surg [Br] 63:630
60. Fischer R, Krebs R, Scharf HP (1993) Cell vitality in cartilage tissue culture following excimer laser radiation: an in vitro examination. Lasers Surg Med 13:629
61. Fischer R, Hibst R, Schröder D, Puhl W, Steiner R (1994) Thermal side effects of fiber-guided XeCl excimer laser drilling of cartilage. Lasers Surg Med 14:278
62. Fleischer D, Kessler F (1983) Endoscopic Nd:YAG-laser therapy for carcinoma of the esophagus: a new form of palliative treatment. Gastroenterol 85:600
63. Fowles GR (1968) Introduction to modern optics. Holt, Reinehart & Winston, New York
64. Freeland Y (1988) Use of the excimer laser in fibrocartilagenous excision from adjacent bony stroma: a preliminary investigation. J Foot Surg 27:303
65. Friedman MJ, Berasi CC, Fox J, Del Pizzo W, Sneider SD, Ferkel RD (1983) Abrasion-arthroplasty for the medial compartment of the knee. Preliminary results. Field of View 2:125
66. Fronek J, Krakaver J, Colwell J, Clifford W (1990) Effects of Nd:YAG laser on the meniscus of the knee joint. SPIE 1200 II:214
67. Fuller JA, Ghadially FN (1972) Ultrastructural observations on surgically produced partial thickness defects in articular cartilage. Clin Orthop 86:192
68. Furukawa T, Eyre DR, Koide S, Glimcher MJ (1980) Biochemical studies on repair cartilage resurfacing experimental defects in the rabbit knee. J Bone Joint Surg [Am] 62:79
69. Garrand TJ, Stetz ML, O'Brien KM, Gindi GR, Sumpio BE, Deckelbaum LI (1991) Design and evaluation of a fiberoptic fluorescence guided laser recanalization system. Lasers Surg Med 11:106
70. Garrick JG, Kadel AD (1991) The CO_2-laser in arthroscopy: potential problems and solutions. Arthroscopy 7:129
71. Garrick JG (1992) Carbon dioxide laser arthroscopy using ambient gas pressure. Sem Orthop 7:90
72. Gerber BE, Zimmer M, Guggenheim R (1991) Excimer-Laser Effekte bei der Knorpelversiegelung in vivo im Tierexperiment. Vortrag 77. Tagung der Deutschen Gesellschaft für Orthopädie und Traumatologie DGOT, Hamburg
73. Gerber BE, Guggenheim R, Mathys D, Düggelin M, Litzistorf Y, Gudat F (1991) Ultrastrukturelles Bild des Excimer-Laser Effektes der Knorpelvaporisation – eine in-vitro

Pilotuntersuchung. In: Siebert WE, Wirth CJ (Hrsg) Laser in der Orthopädie. Thieme, Stuttgart, S 62 ff
74. Gerrity RG, Loop FD, Golding LAR, Erhart LA, Argenyi ZB (1983) Arterial response to laser operation for removal of athrosclerotic plaques. J Thorac Cardiovasc Surg 85:409
75. Ghosh P, Taylor TKF (1987) The knee joint meniscus. A fibrocartilage of some distinction. Clin Orthop 224:52
76. Gillquist J, Hamberg P, Lysholm J (1982) Endoscopical partial and total meniscectomy. A comparative study with a short term follow up. Acta Orthop Scand 55:975
77. Glossop ND, Jackson RW, Randle JA, Reed SC (1992) The excimer laser in arthroscopic surgery. Sem Orthop 7:125
78. Gorisch W, Boergen KP (1982) Heat-induced contraction of blood vessels. Lasers Surg Med 2:1
79. Green H, Boll J, Parrish JA, Kochevar IE, Oseroff AR (1987) Cytotoxicity and mutagenicity of low intensity, 248 and 193 nm excimer laser radiation in mammalian cells. Cancer Res 47:410
80. Grifka J (1993) Arthroskopische Therapie der Gonarthrose in Abhängigkeit vom Grad der Chondromalazie. Arthroskopie 6:201
81. Grifka J, Schreiner C, Löhnert J (1994) Frühergebnisse der Nd:YAG-Laser-Synovektomie bei detritusinduzierten Synovialitiden. Arthroskopie 7:154
82. Grothues-Spork M, Hirst L, Scholz C, Kirgis A, Bernard M, Hertel P, Noack W, Müller G (1990) Die Modifikation des Absorptionsverhaltens von Meniskus, Knorpel und Bandstrukturen und dessen Einfluß auf die Ablationsraten. Vortrag VII. Kongreß der Deutschsprachigen Arbeitsgemeinschaft für Arthroskopie AGA, Wien
83. Grothues-Spork M, Bernard M, Kirgis A, Hertel P, Noack W (1993) Die Modifikation der Absorption gelenkbildender Strukturen und dessen Einfluß auf die arthroskopische Laserchirurgie. Lasers Med Surg 9:48
84. Grothues-Spork M (1994) Fünf Laser-Systeme zur arthroskopischen Meniskektomie im Tierexperiment. Arthroskopie 7:68
85. Grothues-Spork M, Bernard M, Noack W, Hertel P, Müller G (1994) Arthroskopische Laseranwendungen. Abschlußbericht DFG-Forschungsprojekt Gr 991/1 – 1, Berlin 1994
86. Grundfest W, Litvack F, Goldenberg T et al. (1985) Pulsed ultra-violet lasers and the potential for safe laser angioplasty. Am J Surg 150:220
87. Grundfest W, Litvak F, Forrester JS et al. (1985) Laser ablation of human atherosclerotic plaque without adjacent tissue injury. J Am Coll Cardiol 5:929
88. Gschwend N (1980) Synovectomy combined with debridement of the knee joint in surgical treatment of rheumatoid arthritis. Thieme, Stuttgart
89. Haebler C (1930) Untersuchungen über die Regeneration des Gelenkknorpels. Klin Chir 12:27
90. Haldorsson T, Lagerholc J (1978) Thermodynamic analysis of laser irradiation of biological tissue. Appl Opt 17:3984
91. Hamberg P, Gillquist J, Lysholm J (1983) The effect of diagnostic and operative arthroscopy and open meniscectomy on the muscle strength in the thigh. Am J Sports Med 5:289
92. Hamberg P, Gillquist J, Lysholm J (1984) A comparison between arthroscopic meniscectomy and modified open meniscectomy. J Bone Joint Surg [Br] 66:289
93. Hardie EM, Carlson CS, Richardson DC (1989) Effect of Nd:YAG laser energy on articular cartilage healing in the dog. Lasers Surg Med 9:595
94. Hausmann B, Forst R (1982) Nachweis einer möglichen Traumatisierung des Kniegelenkes bei der Arthroskopie. Z Orthop 120:725
95. Hayes JR, Wolbarsht ML (1968) A thermal model for retinal damage induced by pulsed lasers. Aerospace Med 39:474
96. Hehne HJ, Riede UN, Hauschild G, Schlageter M (1981) Tibio-femorale Kontaktflächenmessungen nach experimentellen partiellen und subtotalen Meniskektomien. Z Orthop 119:54

97. Herman JH, Khosla RC (1988) In vitro effects of Nd: YAG laser radiation on cartilage metabolism. J Rheumatol 15:12
98. Hibst R (1992) Mechanical effects of erbium: YAG laser bone ablation. Lasers Surg Med 12:125
99. Hillenkamp FH (1988) Laser-tissue interaction. In: Wollensak J [ed] Proc. Laser Symposium Berlin. Enke, Stuttgart
100. Hinton RJ (1988) Effect of altered masticatory function on [^{3}H]-thymidine and [^{35}S]-sulfate incorporation in the condylar cartilage of the rat. Acta Anat 131:136
101. Hjertquist SO, Lemperg R (1971) Histological, autoradiographic and microchemical studies of spontaneously healing osteochondral articular defects in adult rabbits. Calc Tiss Res 8:54
102. Hofstetter A, Böwering R, Staehler G (1980) Endoscopic destroying of bladder tumors. In: Kaplan I, Ascher PW (eds) Laser surgery. Proceedings 3rd Int. Congr. of Laser Surgery, Vol II, Tel Aviv
103. Hohlbach G, Möller KO, Schramm U, Baretton G (1989) Experimentelle Ergebnisse der Knorpelabrasio mit dem Excimer-Laser. Histologische und elektronenmikroskopische Untersuchungen. Z Orthop 127:216
104. Huckell JR (1965) Is meniscectomy a benign procedure? A long-term follow-up. Can J Surg 8:254
105. Hung J, Lam S, Le Riche JC, Palcic P (1991) Autofluorescence of normal and malignant bronchial tissue. Lasers Surg Med 11:99
106. Ikeuchi K, Kobo M, Oka M (1990) Friction and micro-lubrication of articular cartilage. Vortrag 1st world congress of biomechanics, San Diego
107. Imhoff A (1990) Schwierigkeiten und Komplikationen der arthroskopischen Meniskuschirurgie. Z Orthop 128:295
108. Isner JM, Donaldson RF, Deckelbaum LI et al (1985) The excimer-laser: gross, light-microscopic and ultrastructural analysis of potential advantages for use in laser therapy of cardiovascular disease. J Am Coll Cardiol 6:1102
109. Isner JM, Clarke JH, Donaldson RF, Aahron AS (1985) Identification of photoproducts liberated by in vitro argon laser irradiation of atherosclerotic plaque, calcified cardiac valves, and myocardium. Am J Cardiol 55:1192
110. Isner JM, Donaldson RF, Funai JT (1986) Factors contributing to perforations resulting from laser coronary angioplasty. Observations in an intact human postmortem model of intraoperative laser coronary angioplasty. Circulation 72:135
111. Ito A, Ito T (1986) Absorption spectra of desoxyribose, ribosephosphate, ATP and DNA by direct transmission measurement in the vacuum-uv (150–190 nm) and far-uv (190–260 nm) regions using synchroton radiation as a light source. Photochem Photobiol 44:355
112. Ivey M, Clark R (1985) Arthroscopic debridement of the knee for septic arthritis. Clin Orthop 199:201
113. Iwata H, Kaneko M (1979) Autoradiographischer Nachweis von Glykosaminoglykanpolysulfat im Gelenkknorpel der Ratte. Vortrag IX. Kongress für Rheumatologie, Wiesbaden
114. Izatt JA, Albagli D, Britton M, Jubas JM, Itzkan I, Feld MS (1991) Wavelenght dependence of pulsed laser ablation of calcified tissue. Lasers Surg Med 11:238
115. Jackson RW (1983) Current concepts review: Arthroscopic surgery. J Bone Joint Surg [Am] 65:416
116. Jackson RW (1985) The septic knee – arthroscopic treatment. Arthroscopy 1:194
117. Jacques SL, McAuliffe DL, Blank IH, Parrish JA (1987) Controlled removal of human stratum corneum by pulsed laser. J Invest Dermatol 88:88
118. Jensen KU, Klein W (1990) Arthroskopisch-chirurgische Behandlungsstrategie bei Gonarthrose durch künstlichen Kreuzbandersatz. In: Hofer H, Henche HR (Hrsg) Arthroskopie bei Knorpelschäden und Arthrose. Fortschr Arthroskopie 6:92
119. Jilani M, Ghadially FN (1986) An ultrastructural study of age-associated changes in the rabbit synovial membrane. J Anat 146:201
120. Joftes DL (1959) Liquid emulsion autoradiography with tritium. Lab Invest 8:131

121. Johnson RJ, Kettelkamp DB, Clark W, Leaverton P (1974) Factors affecting late results after meniscectomy. J Bone Joint Surg [Am] 56:719
122. Johnson LL (1986) Arthroscopic arthroplasty historical and pathologic perspective: present status. Arthroscopy 2:54
123. Karu TI (1989) Photobiology of low-power laser effects. Healths Phys 56:691
124. Kaufmann R, Hibst R (1989) Pulsed Er:YAG- and 308 nm uv-excimer laser: An in vitro and in vivo study of skin ablative effects. Lasers Surg Med 9:132
125. Kettelkamp DB, Jacobs AW (1972) Tibiofemoral contact area. Determination and implications. J Bone Joint Surg [Am] 54:349
126. Kiefhaber P, Nath G, Moritz K (1977) Endoscopical control of massive gastrointestinal hemorrhage by irradiation with a high power neodymium:YAG laser. Prog Surg 15:140
127. Kittrell C, Willett RL, de los Santos-Pacheo C, Ratliff NB, Kramer JR, Malk EG, Feld MS (1985) Diagnosis of fibrous arterial atherosclerosis using fluorescence. Appl Opt 24:2280
128. Klein W, Kurze V (1986) Arthroscopic arthropathy: Iatrogenic arthroscopic joint lesions in animals. Arthroscopy 2:163
129. Klein W, Jensen KU (1988) Arthroscopic synovectomy of the knee joint – indication, technique and follow up results. Arthroscopy 4:63
130. Klein J, Tiling T, Steffens H, Röddecker K (1989) Kniegelenksarthroskopie – eine problemlose Operation? In: Hofer H, Henche HR (Hrsg) Komplikationen bei der Arthroskopie. Fortschr Arthroskopie 5:41
131. Kochevar IE (1989) Cytotoxicity and mutagenicity of excimer laser radiation. Lasers Surg Med 9:440
132. Kohn D, Siebert WE (1989) Komplikationen und Grenzen der arthroskopischen Synovialektomie. In: Hofer H, Henche HR (Hrsg) Komplikationen bei der Arthroskopie. Fortschr Arthroskopie 5:55
133. Krause WR, Pope M, Johnson RJ, Wilder DG (1976) Mechanical changes in the knee after meniscectomy. J Bone Joint Surg [Am] 58:599
134. Kroitzsch U, Laufer G, Egkher E, Wollenek G, Horvath R (1989) Experimental photoablation of meniscus cartilage by excimer laser energy. Arch Orthop Trauma Surg 108:44
135. Kummer B (1986) Die Biomechanik des Kniegelenkes nach Meniskektomie. In: Hofer H, Glinz W (Hrsg) Arthroskopische Meniskuschirurgie. Fortschr Arthroskopie 2:30
136. Lagerholc J (1979) Moving phase transitions in laser-irradiated biological tissue. Appl Opt 18:2286
137. Lais E, Hertel P, Georgoulis A (1986) Cartilaginous lesions following medial arthroscopic meniscectomy. In: Trickey EL, Hertel P (eds) Surgery and arthroscopy of the knee. Springer, Berlin Heidelberg New York Tokyo, pp 77–79
138. Lane RJ, Linsker R, Wynne JJ, Torres A, Geronemus RG (1985) Ultraviolet laser ablation of skin. Arch Dermatol 121:609
139. Lane GJ, Sherk HH, Kollmer C et al. (1991) Stimulatory effects of Nd:YAG lasers on canine articular cartilage. SPIE 1424:7
140. Lane GJ, Sherk HH, Mooar PA, Black J (1992) Holmium:YAG laser versus carbon dioxide laser versus mechanical arthroscopic debridement. Sem Orthop 7:95
141. Lee G, Ikeda RM, Theis J (1983) Effects of laser irradiation delivered by flexible fiberoptic system on the left ventricular internal myocardium. Am Heart J 106:587
142. Lee BI, Gottdiener JS, Fletcher RD, Rodriquez ER, Ferrans VJ (1985) Transcatheter ablation: comparison between laser photoablation and electrode shock ablation in the dog. Circulation 71:579
143. Levine LMA, Fredin LG, Berry MJ (1989) Infrared absorption spectra of human corneal tissue and cured epoxy resin at temperatures up to 450°C. SPIE 1064:131
144. Lind BM (1993) Experimentelle Studie zur Ho:YAG-Lasersynovektomie versus mechanischer Abrasionsbehandlung. Langenbecks Arch Chir 378:273

145. Lindblad S, Hedfors E (1985) Intraarticular variation in synovitis. Local macroscopic and microscopic signs of inflammatory activity are significantly correlated. Arthritis Rheum 28:977
146. Litvak F, Grundfest WS, Breeder C, Forrester JS (1986) Laser angioplasty: status and prospects. Semin Intervent Radiol 3:75
147. Litvak F, Grundfest WS, Goldenberg T et al (1988) Pulsed laser angioplasty: Wavelength power and energy dependencies relevant to clinical application. Lasers Surg Med 8:60
148. Löhnert J, Raunest J (1984) Die partielle arthroskopische Meniscusresektion – Ergebnisse nach 243 arthroskopischen Operationen. Chirurg 55:474
149. Löhnert J, Raunest J (1986) Arthroskopische Meniscusresektion und offene Meniscectomie – eine vergleichende Studie. Chirurg 57:723
150. Löhnert J, Raunest J (1986) Die Arthroskopie des Kniegelenkes – eine Analyse aus 3500 Arthroskopien. Orthop Prax 23:8
151. Löhnert J, Raunest J (1989) Follow-up results of 3,500 arthroscopic operations on the knee joint. Surg Endosc Rel Res 3:100
152. Löhnert J, Raunest J (1994) Operationstechnik der arthroskopischen Knorpelablation mit dem 308 nm XeCl Excimer-Laser. Arthroskopie 7:170
153. Lu DY, Leon MB, Smith PD, Balaban RS (1986) Atherosclerotic plaque identification using surface fluorescence. Clin Res 34:630
154. Lustmann J, Ulmansky M, Fuxbrunner A, Lewis A (1991) 193 nm excimer laser ablation of bone. Lasers Surg Med 11:51
155. Mankin HJ (1962) Localization of tritiated thymidine in articular cartilage in rabbits. J Bone Joint Surg [Am] 44:688
156. Mankin HJ (1970) The articular cartilage – a review. AAOS Instructional Course Lectures, vol 19. Mosby, St Louis, p 204
157. Mankin HJ, Dorfmann H, Lippiello L, Zarins A (1976) Biomechanical and metabolic abnormalities in articular cartilage from osteoarthritic hips. J Bone Joint Surg [Am] 58:230
158. Mathus-Vliegen EMH, Tytgat GN (1986) Laser photocoagulation in the palliation of colorectal malignancies. Cancer 57:2212
159. Matzen PF, Fleissner HK (1980) Orthopädischer Röntgenatlas, 2. Aufl. Thieme, Stuttgart
160. Mayevski A, Chance B (1982) Intracellular oxidation-reduction state measured in situ by a multichannel fiber-optic surface fluorometer. Science 217:537
161. McGinty JB, Geuss LF, Marrin RA (1977) Partial or total meniscectomy. A comparative analysis. J Bone Joint Surg [Am] 59:763
162. McKenzie AL (1986) A three-zone model of soft-tissue damage by a CO_2 laser. Phys Med Biol 31:967
163. McKenzie AL (1989) An extension of the three-zone model to predict depth of tissue damage beneath Er:YAG and Ho:YAG laser excisions. Phys Med Biol 34:107
164. Miller DV, O'Brien SJ, Arnoczky SS, Kelly A, Fealy SV, Warren RF (1989) The use of the contact Nd:YAG laser in arthroscopic surgery: Effects on articular cartilage and meniscal tissue. Arthroscopy 5:245
165. Mitchell N, Shephard N (1976) The resurfacing of rabbit articular cartilage by multiple perforations through the subchondral bone. J Bone Joint Surg [Am] 58:230
166. Mitchell N, Shephard N (1980) Healing of articular cartilage in intraarticular fractures in rabbits. J Bone Joint Surg [Am] 62:628
167. Mohr W (1984) Gelenkkrankheiten. Thieme, Stuttgart
168. Mona D, Segantini P (1986) Sportliche Rehabilitation nach arthroskopischer und offener Meniskektomie. In: Hofer H, Glinz W (Hrsg) Arthroskopische Meniskuschirurgie. Fortschr Arthroskopie 2:82
169. Moon MS, Woo YK, Kim YI (1988) Meniscal regeneration and its effects on articular cartilage in rabbit knees. Clin Orthop 227:298
170. Morelli J, Kibbi AG, Farinelli W, Boll J, Tan OT (1987) Ultraviolet excimer laser ablation: The effect of wavelength and repetition rate on in vivo guinea pig skin. J Invest Dermatol 88:769

171. Mori M (1961) Anterior total knee joint capsulectomy as a treatment of rheumatoid arthritis. J Jpn Orthop Ass 34:1555
172. Müller KO, Lind BM, Karcher K, Hohlbach G (1994) Holmiumlaser versus mechanische Knorpelabtragung. Langenbecks Arch Chir 379:84
173. Murphy-Chutorian D, Selzer PM, Kosek J, Quay SC, Profitt D, Ginsburg R (1986) The interaction between excimer laser energy and vascular tissue. Am Heart J 112:739
174. Nakagawa M, Tsunenori A, Auda A (1990) Ablation characteristics of cartilage by various laser irradiation. SPIE 1200 II:190
175. Nanevicz TM, Prince MR, Gawande AA, Puliafito CA (1986) Excimer laser ablation of lens. Arch Ophthalmol 104:1825
176. Nixon AJ, Krook LP, Roth JE, King JM (1991) Pulsed carbon dioxide laser for cartilage vaporization and subchondral bone perforation in horses. Part II: Morphologic and histochemical reactions. Vet Surg 20:200
177. Northmore-Ball MD, Dandy DJ, Jackson RW (1983) Arthroscopic, open, partial and total meniscectomy. J Bone Joint Surg [Br] 65:400
178. O'Brien KM, Gmitro A, Gindi GR (1989) Development and evaluation of spectral classification algorithms for fluorescence guided laser angioplasty. IEEE Trans Biomed Eng 36:424
179. O'Brien SJ, Miller DV (1990) The contact neodymium yttrium aluminium garnet laser. A new approach to arthroscopic laser surgery. Clin Orthop 252:95
180. O'Brien SJ, Fealy S, Gibney MA, Miller D, Kelly A (1990) Arthroscopic contact Nd:YAG laser meniscectomy: basic sciences, surgical techniques and clinical follow-up. SPIE 1200 II:225
181. O'Brien SJ, Fealy S, Miller DV (1992) Nd:YAG contact laser arthroscopy. Sem Orthop 7:117
182. Oretorp N (1978) Partial meniscectomy preferred. Br Med J 6129:55
183. Outerbridge RE (1961) The etiology of chondromalacia patellae. J Bone Joint Surg [Br] 43:752
184. Oz MC, Bass LS, Chuck RS et al. (1990) Strength of laser vascular fusion. Lasers Surg Med 10:393
185. Paget J (1853) Healing of injuries in various tissues. Lect Surg Pathol 1:262
186. Parrish JA (1982) Photobiologic considerations in photoradiation therapy. In: Kessel D, Dougherty TJ (eds) Porphyrin Photosensitization. Plenum, New York, pp 91–108
187. Pelinka H, Janousek A (1991) Differenzierung verschiedener Kniegelenkstrukturen durch die fluoreszenzspektroskopische Analyse des Laserlichtes. In: Siebert WE, Wirth CJ (Hrsg) Laser in der Orthopädie. Thieme, Stuttgart New York, S 70–71
188. Perkampus HH (1986) UV-VIS-Spektroskopie und ihre Anwendungen. Springer, Berlin Heidelberg New York Tokyo
189. Pettit GH, Ediger MN, Weiblinger RP (1991) Excimer laser corneal ablation: absence of a significant "incubation" effect. Lasers Surg Med 11:411
190. Philandrianos G (1985) Le laser á gaz carbonique en chirurgie arthroscopique du genou. Press Med 14:2103
191. Prince MR, Deutsch TF, Methews-Roth MM, Margolis R, Parrish JA, Oseroff AR (1986) Preferential light absorption in atheromas in vitro. Implications for laser angioplasty. J Clin Invest 78:295
192. Price MR, La Muraglia GM, Teng P, Deutsch TF, Anderson RR (1987) Preferential ablation of calcified arterial plaque with laser induced plasma. IEEE J Quant Electron 23, 10:1783
193. Puliafito CA, Stern D, Krüger RR, Mandel ER (1987) High speed photography of excimer laser ablation of the cornea. Arch Ophthalmol 105:1255
194. Radin EL, Martin RB, Burr DB, Caterson B, Boyd RD, Goodwin C (1984) Effects of mechanical loading on the tissues of the rabbit knee. J Orthop Res 2:221
195. Rand JA, Gaffey TA (1985) Effect of electrocautery on fresh human articular cartilage. Arthroscopy 1:242

196. Rastegar S, van Gemert MJC, Welch AJ (1988) Technique for measurement of one-dimensional instantaneous ablation velocity. Lasers Surg Med 8:533
197. Raunest J, Löhnert J (1986) Langzeitergebnisse nach 450 arthroskopischen Meniskusresektionen. Orthop Prax 23:110
198. Raunest J, Löhnert J (1989) Arthroskopische Synovektomie unter Anwendung des Neodym: YAG-Laser. Chirurg 60:782
199. Raunest J, Löhnert J (1990) Application of Nd: YAG- and excimerlaser in arthroscopic knee joint surgery. Lasers Med Surg 5:196
200. Raunest J, Löhnert J (1990) Intra- und postoperative Komplikationen der arthroskopischen Operation am Kniegelenk. Orthopäde 19:117
201. Raunest J, Löhnert J (1990) Arthroscopic cartilage debridement by excimer-laser in chondromalacia of the knee joint. Arch Orthop Trauma Surg 109:155
202. Reed CS (1994) An in vitro study of the effect of excimer laser irradiation on degenerate rabbit articular cartilage. Arthroscopy 10:78
203. Reichel W, Weber KJ (1986) The stabilizing effect of synovectomy on the synovial membrane in arthritic rabbit knees. Arch Orthop Trauma Surg 105:11
204. Richards-Kortum R, Metha A, Hayes G et al (1989) Spectral diagnosis of atherosclerosis using an optical fiber laser catheter. Am Heart J 118:381
205. Riva CE, Ross B, Benedek GB (1972) Laser doppler measurements of blood flow in capillary tubes and retinal arteries. Invest Ophthalm 11:936
206. Rohe R, Cotta H (1989) Zur Struktur und Funktion der „Neosynovialis". Licht- und transmissionselektronenmikroskopische Untersuchungen vom Synovialisregenerat nach operativer Synovialektomie. Unfallchirurgie 15:1
207. Rutgeerts P, van Gompel F, Geboes K, Vantrappen G, Broeckaert L, Coremans G (1985) Long term results of treatment of vascular malformations of the gastrointestinal tract by neodymium YAG laser photocoagulation. GUT 26:586
208. Salisbury RB, Nottage MW, Gardner V (1985) The effect of alignment on results in arthroscopic debridement of the degenerative knee. Clin Orthop 198:268
209. Schmid A, Schmid F, Tiling T (1988) Electron microscopy findings after cartilage shaving. In: Müller W, Hackenbroch W (eds) Surgery and arthroscopy of the knee. Springer, Berlin Heidelberg New York Tokyo, pp 426–432
210. Schomacker KT, Walsh JT, Flotte TJ, Deutsch TF (1990) Thermal damage produced by high-irradiance continuous wave CO_2 laser cutting of tissue. Lasers Surg Med 10:74
211. Schonholtz GJ (1989) Arthroscopic debridement of the knee joint. Orthop Clin North Am 20:257
212. Schulitz KP (1974) Synovektomie und Gelenkknorpel. Z Orthop 112:118
213. Schulitz KP (1976) Regeneration der Synovialis. Z Orthop 114: 161
214. Schultz RJ, Krishnamurthy S, Thelmo W, Rodriguez JS, Harvey G (1985) Effects of varying intensities of laser energy on articular cartilage. A preliminary study. Lasers Surg Med 5:577
215. Schwarzmaier HJ, Heintzen MP, Müller W, Kaufmann R, Wolbarsht ML (1992) Optical density of vascular tissue before and after 308-nm excimer laser irradiation. Opt Eng 31:1436
216. Seiler T, Marshall J, Rothery S, Wollensak J (1986) The potential of an infrared hydrogen fluoride (HF) laser for corneal surgery. Lasers Ophthalm 1:49
217. Sherk HH (1993) Current concepts review: The use of lasers in orthopedic procedures. J Bone Joint Surg [Am] 75:768
218. Shi W, Vari SG, van der Veen MJ, Fishbein MC, Grundfest WS (1993) Effect of varying laser parameters on pulsed Ho:YAG ablation of bovine knee joint tissues. Arthroscopy 9:96
219. Shibata T, Shiraoka N, Takubo N (1986) Comparison between arthroscopic and open synovectomy for the knee in rheumatoid arthritis. Arch Orthop Trauma Surg 105:257
220. Siebert WE, Kohn D, Klanke J, Wirth CJ, Scholz C, Müller G (1990) Rasterelektronenmikroskopische Untersuchungen zur Oberflächenbearbeitung von Knorpelschäden mit

dem Nd: YAG-Laser, dem Er: YAG-Laser, dem Ho: YSSG-Laser und diversen motorgetriebenen Instrumenten. In: Hofer H, Henche HR (Hrsg) Arthroskopie bei Knorpelschäden und Arthrose. Fortschr Arthroskopie 6:82
221. Siebert WE, Saunier J, Gerber B, Lübbers C (1994) Ho: YAG-Laser in der arthroskopischen Chirurgie des Kniegelenks. Arthroskopie 7:182
222. Small NC (1986) Complications in arthroscopy: the knee and other joints. Arthroscopy 2:253
223. Small NC (1988) Complications in arthroscopic surgery performed by experienced arthroscopists. Arthroscopy 4:215
224. Smith CF, Johansen WE, Vangsness CT, Sutter LV, Marshall GJ (1989) The carbon dioxide laser. A potential tool for orthopedic surgery. Clin Orthop 42:43
225. Sprague NF (1981) Arthroscopic debridement for degenerative knee joint disease. Clin Orthop 160:118
226. Srinivasan R, Mayne-Banton V (1982) Self-developing photoetching of poly(ethyleneterephthalate) films by far ultraviolet excimer laser radiation. Appl Phys Lett 41:576
227. Srinivasan R (1986) Ablation of polymers and biological tissue by ultraviolet lasers. Science 234:559
228. Stein E, Sedlacek T, Fabian RL, Nishioka NS (1990) Acute and chronic effects of bone ablation with a pulsed holmium laser. Lasers Surg Med 10:384
229. Suzuki Y (1983) Studies in the repair tissue of injured articular cartilage. J Jpn Orthop Ass 57:741
230. Tang GC, Pradhan A, Alfano RR (1989) Spectroscopic differences between human cancer and normal lung and breast tissues. Lasers Surg Med 9:290
231. Torkel SL, Srinivasan R, Baren B (1983) Laser surgery of the cornea. Am J Ophthalmol 96:710
232. Torres JH, Springer TA, Welch AJ, Pearce JA (1990) Limitations of a thermal camera in measuring surface temperature of laser-irradiated tissue. Lasers Surg Med 10:510
233. Trauner K, Nishioka N, Patel D (1990) Pulsed holmium: yttrium-aluminium garnet (Ho: YAG) laser ablation of fibrocartilage and articular cartilage. Am J Sports Med 18:316
234. van Gemert MJC, Verdaasdonk R, Massen EG et al. (1985) Optical properties of human blood vessel wall and plaques. Lasers Surg Med 5:235
235. Vangsness CT, Huang J, Smith CF (1991) Light absorption characteristics of the human meniscus: application for laser ablation. SPIE 1424:16
236. Vangsness CT, Abl Y, Nelson S, Liaw LH, Smith CF, Marshall GJ (1992) An in vitro meniscectomy by five different laser systems. Sem Orthop 7:72
237. Vangsness CT (1994) The effect of the neodymium laser on meniscal repair in the avascular zone of the meniscus. Arthroscopy 10:201
238. Verdaasdonk RM, Borst C, van Gemert MJ (1991) Explosive onset of continuous wave laser tissue ablation. Phys Med Biol 35:1129
239. Vignon E, Bejui J, Mathieu P, Hartmann JD, Ville G, Evreux JC, Descotes E (1987) Histological cartilage changes in a rabbit model of osteoarthritis. J Rheumatol 14:104
240. Walsh JT, Deutsch TF (1988) Pulsed CO_2 laser tissue ablation: Measurement of the ablation rate. Lasers Surg Med 8:264
241. Walsh JT (1988) Pulsed laser ablation of tissue: analysis of the removal process and tissue healing. MIT Archives, Ph. D. Thesis, Cambridge, MA
242. Walsh JT, Flotte TJ, Deutsch TF (1989) Er:YAG laser ablation of tissue: Effect of pulse duration and tissue type on thermal damage. Lasers Surg Med 9:314
243. Walsh JT, Deutsch TF (1989) Er: YAG laser ablation of tissue: Measurement of ablation rates. Lasers Surg Med 9:327
244. Weber H, Herziger R (1972) Laser − Grundlagen und Anwendungen. Physik, Weinheim
245. Welch AJ, Bradley AB, Torres JH et al. (1987) Laser probe ablation of normal and atherosclerotic human aorta in vitro: a first thermographic and histologic analysis. Circulation 76:1353

246. Wethling H, Möller KO, Baretton G, Hohlbach G (1989) Auswahl geeigneter Tiermodelle zur Behandlung der chronischen Synovitis und degenerativen Arthrose des Kniegelenkes. Vortrag XXVII. Wissenschaftliche Tagung der Gesellschaft für Versuchstierkunde, Hannover
247. Whipple TL, Caspari RB, Meyers JF (1983) Laser energy in arthroscopic meniscectomy. Orthopedics 6:1165
248. Whipple TL, Meyers JF, Caspari RB (1984) Synovial response to laser-induced carbon ash residue. Lasers Surg Med 3:291
249. Whipple TL, Caspari RB, Meyers JF (1984) Laser subtotal meniscectomy in rabbits. Lasers Surg Med 3:297
250. Whipple TL, Marotta JJ, May TC, Caspari RB, Meyers JF (1987) Electron microscopy of CO_2 laser-induced effects in human fibrocartilage. Lasers Surg Med 7:184
251. Wolgin M, Finkenberg J, Papaioannou T et al (1989) Excimer ablation of human intervertebral disc at 308 nanometers. Lasers Surg Med 9:124
252. Wollenek G, Laufer G, Wolner E (1985) Qualitative und quantitative Auswirkungen der Neodym-YAG-Laserstrahlung auf Schweineaorten unter dem Gesichtspunkt der Angioplastik. Langenbecks Arch Chir 367:3
253. Wollenek G, Laufer G (1986) Thermal effects of far ultraviolet excimer laser radiation on biological tissue. Trans Am Soc Artif Intern Organs 32:327
254. Wollenek G, Laufer G, Fasol R, Zilla P, Wolner E (1986) Laser-induced vascular lesion by cw-Nd:YAG or pulsed uv lasers during angioplastic procedures. Thorac Cardiovasc Surg 34:63
255. Wysocki GP, Brinkhous KM (1972) Scanning electron microscopy of synovial membranes. Arch Pathol 93:172
256. Yamagami T, Handa H, Takeuchi J, Hashimoto N, Taki W, Yonekawa Y, Otsuki H (1984) Extent of thermal penetration of Nd:YAG laser − histological considerations. Neurosurg Rev 7:165
257. Yow L, Nelson JS, Berns MW (1989) Ablation of bone and polymethylmetacrylate by a XeCl (308 nm) excimer laser. Lasers Surg Med 9:141
258. Zippel H (1983) Meniskusverletzungen und -schäden. Barth, Leipzig
259. Zweig AD, Frenz M, Romano V, Weber HP (1988) A comparative study of laser tissue interaction at 2.94 µm and 10.6 µm. Appl Phys 47:259
260. Zweig AD, Meierhofer B, Müller OM, Mischler C, Romano V, Frenz M, Weber HP (1990) Lateral thermal damage along pulsed laser incisions. Lasers Surg Med 10:262

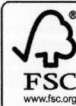

MIX
Papier aus verantwortungsvollen Quellen
Paper from responsible sources
FSC® C105338

If you have any concerns about our products,
you can contact us on
ProductSafety@springernature.com

In case Publisher is established outside the EU,
the EU authorized representative is:
**Springer Nature Customer Service Center GmbH
Europaplatz 3, 69115 Heidelberg, Germany**

Printed by Libri Plureos GmbH
in Hamburg, Germany